# 儿科疾病治疗与儿童康复

周秀娥　王允庆　韩彦霞　主编

上海交通大学出版社
SHANGHAI JIAO TONG UNIVERSITY PRESS

**内容提要**

本书广泛参考近几年来国内外有关文献资料，集中反映了新生儿神经系统疾病、新生儿呼吸系统疾病、新生儿消化系统疾病等儿科常见疾病的诊断、治疗、预防和预后的最新动态。本书对提高临床儿科医师诊疗水平起到一定的指导和帮助作用，适合各级医院儿科医师和在校医学生参考使用，也可以满足广大基层中级以上儿科医务工作者继续医学教育的需求。

**图书在版编目（CIP）数据**

儿科疾病治疗与儿童康复 / 周秀娥，王允庆，韩彦霞主编. --上海 : 上海交通大学出版社，2021.12
ISBN 978-7-313-26255-4

Ⅰ. ①儿… Ⅱ. ①周… ②王… ③韩… Ⅲ. ①小儿疾病—诊疗②小儿疾病—康复医学 Ⅳ. ①R72②R720.9

中国版本图书馆CIP数据核字（2021）第271796号

## 儿科疾病治疗与儿童康复
ERKE JIBING ZHILIAO YU ERTONG KANGFU

主　　编：周秀娥　王允庆　韩彦霞

| | |
|---|---|
| 出版发行：上海交通大学出版社 | 地　　址：上海市番禺路951号 |
| 邮政编码：200030 | 电　　话：021-64071208 |
| 印　　制：广东虎彩云印刷有限公司 | |
| 开　　本：710mm×1000mm 1/16 | 经　　销：全国新华书店 |
| 字　　数：204千字 | 印　　张：11.75 |
| 版　　次：2023年1月第1版 | 插　　页：2 |
| 书　　号：ISBN 978-7-313-26255-4 | 印　　次：2023年1月第1次印刷 |
| 定　　价：158.00元 | |

# 编委会

# 前 言
## FOREWORD

  临床儿科学涉及范围广泛,包括儿童保健、新生儿、血液、心血管、呼吸、消化、肾脏、神经和传染等学科内容。随着现代医学和生命科学的飞速发展,越来越多的新理论和新技术被广泛应用于儿科临床。与此同时,患儿、患儿家属和社会对儿科医师的要求也越来越高,儿科医师不仅要有系统疾病诊治方面的知识,还要有心理疾病诊治方面的知识;不仅要有临床医学方面的知识,还要有基础医学与预防医学方面的知识;不仅要有医学方面的知识,还要有社会学方面的知识。作为奋战在儿科临床一线的医务工作者,只有不断学习儿科前沿知识,掌握儿童生长发育的一般规律及不同时期儿童预防保健的重点,掌握儿童常见病和多发病的临床诊断、鉴别诊断要点和治疗原则,才能与时俱进、不断创新,跟上儿科发展的潮流,从而更好地为患儿服务。但与国外同类书籍相比,国内儿科工具书缺乏详细而权威的流行病学资料,一些新技术在临床应用方面的介绍也不够充分,因此,我们迫切需要一本新颖且实用的临床参考书。

  本书注重实用性,重点对新生儿神经系统疾病、呼吸系统疾病、消化系统疾病以及小儿神经系统疾病、呼吸系统疾病、消化系统疾病进行了深入浅出的讲述,以便儿科医师了解疾病的发展过程,掌握儿科疾病的诊治思路,做出最恰当和合理的决策,使患儿得到有效救治。此外,本书对学校常见传染病防治、儿童康复也作了较详细的介绍。本书可作为儿科医师或儿科专业研究生的参考书,也可作为帮助社区全科医师迅速解决临

1

床实际问题的工具书。

由于本书编者工作繁忙,且来自不同的医院、不同的科室,行文各有特点,在编写中疏漏之处在所难免,希望读者及同行能够对书中的不当之处进行批评与指正。

《儿科疾病治疗与儿童康复》编委会
2021 年 10 月

# 目 录
## CONTENTS

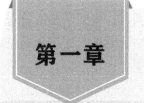

# 第一章　新生儿神经系统疾病

## 第一节　新生儿脑卒中

新生儿脑卒中又称新生儿脑梗死,是指出生后 28 天内新生儿脑血管的一个或多个分支因各种原因发生梗死,导致脑组织相应供血区域的缺血性损伤。新生儿脑卒中分为出血性和缺血性两类,临床以缺血性脑卒中多见。由于脑卒中患儿在出生时多无特异临床症状,往往于出生后数月才出现运动或认知功能障碍,因此,早期诊断比较困难,治疗往往滞后。虽然 97% 新生儿脑卒中患儿可以存活,但 57% 遗留有运动或认知功能障碍,严重影响患儿的生存质量。

### 一、发病率及危险因素

新生儿脑卒中的发病率为 1/4 000,并呈增长趋势。新生儿脑卒中的病因繁多,包括新生儿产前、产时及产后等诸多因素,如产伤、窒息、心脏及血管异常、缺血缺氧、血液凝固性异常、遗传代谢性疾病、感染性疾病等。

### 二、诊断

#### (一)临床表现

惊厥是新生儿脑卒中早期最常见的症状,出生后 12 小时患儿已经开始出现惊厥,多为病灶对侧躯体局部抽搐,有时也会存在不同程度的意识障碍、肌张力和原始反射异常等非特异性症状和体征。惊厥常发生于大脑前、中、后动脉主干血管供血区大面积严重梗死的病例;而当梗死区病变并不十分严重或仅为脑血管分支供血区发生梗死时,不一定表现出惊厥。

#### (二)辅助检查

神经影像学检查是新生儿脑卒中的重要辅助诊断手段,包括传统的头颅

B超、头颅计算机体层成像(CT)、头颅磁共振成像(MRI)检查等。

**1.头颅 B 超检查**

可进行早期床旁检查,具有无创、方便、经济的特点,常作为首选的筛查方法。病变早期在超声中表现为梗死部位强回声反射,病变晚期梗死部位脑组织逐渐坏死液化,呈现低回声或无回声反射。

**2.头颅 CT 检查**

头颅 CT 检查能证实新生儿动脉缺血性梗死的数目、体积、血管分布区域及病灶区域是否存在出血。早期典型 CT 表现为局灶性低密度影,脑结构界线模糊,可对发病后 24 小时内的病变进行早期初步诊断,晚期则可出现典型的楔形病灶。但由于 CT 放射污染大,目前不作为新生儿脑卒中影像学诊断的首选方法。

**3.MRI 检查**

MRI 检查为目前新生儿脑卒中影像学诊断的"金标准",可以了解具体脑损伤部位、范围及其周围脑水肿情况。

其他检查包括血常规,心电图,脑电图,血沉,凝血因子 Ⅴ、Ⅷ、Ⅻ,纤维蛋白溶酶原等。

**(三)鉴别诊断**

由于新生儿脑卒中临床症状和体征缺乏特异性,在临床上与缺氧缺血性脑病、中枢神经系统感染、先天性遗传代谢病等不易鉴别,单纯依赖临床表现作出诊断极易造成漏诊及误诊。因此,对于具有高危发病因素的新生儿,出生后早期应常规进行头颅超声筛查,并且借助其他影像学检查手段,方可对新生儿脑卒中作出早期诊断。

**(四)评估**

新生儿脑卒中常发生在看似健康的足月新生儿,早期症状轻微或无症状,临床诊断比较困难。因此,对高危新生儿应早期进行脑卒中的评估,以利于早期诊断。

**(五)诊断流程**

脑卒中的诊断流程:①了解患儿是否有头颈外伤史、感染史、不明原因发热等。②了解母亲药物使用情况,家族中有无发育迟滞、凝血功能紊乱的情况。③仔细询问与早期心血管疾病、血栓形成疾病相关的家族史。④体格检查应特别注意生命体征、意识状态等改变。⑤影像学检查包括 MRI 和磁共振血管成像或 CT。

### 三、治疗

目前,新生儿脑卒中分为急性期治疗和慢性期治疗。

#### (一)急性期治疗

**1.控制惊厥和降低颅内压**

惊厥是新生儿脑卒中早期常见的症状,频繁惊厥可加重脑损伤,早期积极有效地控制惊厥是减轻脑损伤的重要治疗措施。因此,应早期给予抗惊厥药物(如苯巴比妥)控制惊厥。可通过限制液体入量、应用呋塞米或甘露醇脱水等措施减轻脑水肿。

**2.颅内血肿引流**

脑实质内血肿导致严重颅内高压时,应及时实施手术进行引流。另外,如患儿脑室内出血导致进行性脑水肿加重,对其实施脑室引流,有利于新生儿脑卒中的康复。

**3.抗凝治疗**

对于新生儿动脉缺血性和脑静脉窦血栓性脑卒中,目前尚无很好的治疗措施。抗凝治疗的应用尚缺乏安全性和有效性评价,目前不主张常规使用。

**4.补充治疗**

血小板明显减少所致颅内出血时,应及时补充血小板;凝血因子缺乏时,应及时采用补充疗法。虽然维生素 K 缺乏是一个世界范围的问题,但维生素 K 在新生儿脑卒中治疗中并不作为常规药物使用。

#### (二)慢性期治疗

慢性期主要提倡尽早进行康复治疗,以促进肢体功能的恢复,改善感觉障碍,预防和纠正不良的习惯性运动。

### 四、预防

由于新生儿脑卒中复发少见,不提倡长期预防性使用低分子肝素等药物,但是对于具有血栓形成高危因素(如复杂性先天性心脏病)的新生儿,再次发生动静脉栓塞的风险高,应对其采取预防性治疗措施。同时,应积极预防和纠正脑卒中患儿的脱水和贫血,以避免静脉窦血栓形成和脑卒中复发。

## 第二节　新生儿缺氧缺血性脑病

### 一、概述

新生儿缺氧缺血性脑病(hypoxic ischemic encephalopathy,HIE)是指由各种围生期因素引起的部分或完全缺氧、脑血流减少或暂停,导致胎儿和新生儿脑的缺氧缺血性损害而表现为中枢神经系统异常的一种疾病。早产儿发生率明显高于足月儿,但由于足月儿在活产新生儿中占绝大多数,所以仍以足月儿多见。本病是导致小儿神经系统后遗症的常见病之一。

### 二、临床表现

#### (一)一般表现

(1)宫内窘迫史或出生后窒息史。

(2)出生后 24 小时内出现神经系统症状。

#### (二)临床表现

出生后 12~24 小时内出现以下异常神经系统症状,并根据临床表现,将本病分为轻、中、重 3 度。

1.轻度

兴奋,拥抱反射稍活跃。

2.中度

嗜睡、迟钝,肌张力减低,拥抱反射、吸吮反射减弱,常伴惊厥,可有轻度中枢性呼吸衰竭,瞳孔缩小,前囟紧张或稍膨隆。

3.重度

昏迷,松软,拥抱反射、吸吮反射消失,惊厥常见或呈持续性,常有中枢性呼吸衰竭,瞳孔不对称扩大,对光反射消失,前囟紧张、膨隆。

### 三、辅助检查

#### (一)血清酶学检查

(1)神经元特异性烯醇化酶:HIE 时血浆中活性升高。

(2)血清磷酸肌酸激酶:同工酶 CK-BB 升高可作为早期诊断依据,为估计病情（分度），判断预后较特异的指标。

（3）血清乳酸脱氢酶、天门冬氨酸转氨酶（即谷草转氨酶）：若3天后活性明显增高，则表示预后不良，但不能作为诊断HIE和分类的依据。

**（二）B超检查**

B超检查可见缺氧性病变（如脑水肿、基底神经节和丘脑损伤）及缺血性病变（如脑动脉梗死、脑室周围白质软化）。

**（三）CT检查**

脑室周围呈弥漫性或不对称性低密度区，与B超相比，CT对近颅骨部位的病变诊断率较高，对脑软化的显示较明显。

**四、诊断**

**（一）诊断依据**

同时具备以下4条者可确诊，第4条暂时不能确定者可作为拟诊病例。

（1）有明确的可导致胎儿宫内窒息的异常产科病史，以及严重的胎儿宫内窘迫表现[胎心<100次/分，持续5分钟以上和（或）羊水Ⅲ度污染]。

（2）出生时有重度窒息，指Apgar评分1分钟≤3分，并延续至5分钟时仍≤5分；或者出生时脐动脉血气pH≤7.00。

（3）出生后24小时内出现神经系统表现，如意识改变（过度兴奋、嗜睡、昏迷），肌张力改变（增高或减弱），原始反射异常（吸吮反射、拥抱反射减弱或消失），惊厥，脑干症状、体征（呼吸节律改变、瞳孔改变、对光反射迟钝或消失）和前囟张力增高。

（4）排除低钙血症、低血糖症、感染、产伤和颅内出血等为主要原因引起的抽搐，以及遗传代谢性疾病和其他先天性疾病所引起的神经系统疾病。

**（二）鉴别诊断**

**1.先天性病毒感染**

新生儿巨细胞病毒、弓形体等感染可出现惊厥，病理性黄疸，肝脾大，特异性抗原、抗体等阳性，头颅CT及B超常显示脑钙化灶或脑水肿。

**2.中枢神经系统感染**

常有感染病史或感染灶，并有发热、抽搐、全身中毒症状及脑膜刺激征阳性、C反应蛋白升高、脑脊液异常等表现。

**3.其他疾病**

先天性脑发育异常；低钙血症；产伤；母亲产前使用麻醉剂、镇静剂等，有相应病史与实验室检查特点。

**五、治疗**

维持良好通气,稳定内环境,改善脑血流及促进神经细胞代谢,积极对症处理,早期进行干预和康复训练,力争恢复受损神经细胞的功能,减少或减轻后遗症的发生发展。

**(一)一般治疗**

加强护理、保暖。根据病情尽早开始喂奶或喂糖水。监测血气、血生化指标,动态观察头颅 B 超等,根据各项指标分析病情,指导治疗,维持生命体征的稳定。

**(二)用药治疗**

*1.出生后 3 天内的治疗*

其可归纳为"三维持"和"三对症"治疗。

(1)维持良好的呼吸功能和稳定的内环境:窒息复苏后吸氧,遇呼吸困难、缺氧明显者,适当加大氧浓度和延长吸氧时间,使血氧分压($PaO_2$)维持在 6.7~9.3 kPa(50~70 mmHg);重度呼吸性酸中毒者,可行呼吸机辅助呼吸并拍摄胸片了解肺部病变性质;小剂量碳酸氢钠纠正酸中毒,保持正常 pH。

(2)维持良好的循环,保持心率和血压在正常范围:当心率<120 次/分、心音低钝,或皮肤苍白、肢端发凉(上肢达肘关节,下肢达膝关节),前臂内侧皮肤毛细血管充盈时间延长≥3 秒时,应考虑缺氧缺血性心肌损害存在,可给予小至中剂量多巴胺 2.5~5.0 μg/(kg·min)静脉滴注,根据病情还可加用多巴酚丁胺和果糖。

(3)维持血糖的适当水平:为保证神经细胞代谢水平,降低脑损伤程度,HIE患儿的血糖应控制在正常值的高限(5.0 mmol/L),可通过调整葡萄糖输入调节血糖,速度以 6~8 mg/(kg·min)为宜。若患儿一般症状尚可,无明显颅内压增高、呕吐、腹胀和频繁惊厥等表现,应尽早经口或鼻饲给予糖水或奶,以防白天血糖过高,夜间血糖过低。

(4)限制出入量和降低颅内压:出生后 3 天内,新生儿脑水肿较明显,静脉输液量应限制在 60~80 mL/(kg·d),速度控制在 3 mL/(kg·h)左右,并保证所有液体在 24 小时内匀速滴入;颅内压增高多于出生后 4 小时出现,在 24 小时左右表现最明显,若患儿出生后第 1 天即表现为前囟张力增加,可应用小剂量20%甘露醇 0.25~0.5 g/kg,每 4~6 小时可重复给药 1 次,必要时还可加用呋塞米

0.5～1 mg/kg静脉注射,力争使颅内压在3天内明显降低。甘露醇应在症状改善后逐渐延长用药间隔时间,逐渐停药。对有肾功能损害者,应慎用甘露醇。

(5)控制惊厥:HIE惊厥常在12小时内发生,解痉药首选苯巴比妥钠,负荷量为15～20 mg/kg,缓慢静脉推注或肌内注射,12小时后改为5 mg/(kg・d)维持量,分2次应用。若惊厥未能控制,也可在首次给药间隔20分钟后追加用药,每次5 mg/kg,直至达30 mg/kg最大负荷量。反复出现惊厥时可加用短效镇静剂,如水合氯醛50 mg/kg灌肠,必要时也可缓慢静脉推注地西泮,每次0.1～0.3 mg/kg。对呈现兴奋、易激惹的重度窒息患儿,也可早期应用苯巴比妥钠,每次10～20 mg/kg。

(6)消除脑干症状:重度HIE患儿可出现深度昏迷,呼吸节律不齐或呼吸暂停等呼吸中枢受抑制表现;皮肤苍白、肢端发凉、心音低钝;皮肤毛细血管充盈时间延长;瞳孔缩小或扩大,对光反射消失;眼球固定或有震颤;频繁发作惊厥且用药物难以控制等症状。此时可考虑应用纳洛酮,0.05～0.10 mg/kg静脉注射,随后改为0.03～0.05 mg/(kg・h)静脉滴注,持续4～6小时,连用2～3天,直至症状明显好转。

(7)其他:出生后24小时即可开始应用促进神经细胞代谢的药物,合并颅内出血者,可静脉注射或肌内注射维生素$K_1$ 5 mg/d,连用2～3天。为有效清除氧自由基,可静脉滴注维生素C 0.5 g/d或口服维生素E 10～50 mg/d。

**2.出生后4～10天的治疗**

(1)促进神经细胞代谢的药物:出生后24小时即可开始应用胞磷胆碱100～125 mg/d,或丽珠赛乐(国产脑活素)2～5 mL/d,加入50 mL液体内静脉滴注,10～14天为1个疗程,上述二药可任选一种或合用。

(2)复方丹参注射液:复方丹参注射液每天6～10 mL,分2次静脉滴注,能有效调节微循环,改善脑缺血区的血液供应,出生后24小时即可开始应用,10～14天为1个疗程。

(3)判定治疗效果:①经以上治疗后,中度和部分重度患者大多从第4～5天病情开始出现好转,表现为惊厥停止、颅内压增高消失、肌张力逐渐恢复、会哭和吮乳,至第7天,最多至第9天病情会明显好转,此类患儿继续治疗至10～14天便可出院。②部分重度HIE患儿,经治疗10天左右后病情仍无明显好转,意识淡漠或消失,肌张力低下,原始反射引不出,或仍有惊厥和颅内压增高,提示预后不良,此时需要延长治疗时间和进行强化治疗,同时应注意供给足够的奶量和热量,以防低血糖。

**3.出生 10 天后的治疗**

其主要是针对重度 HIE 患儿并经上述治疗效果不满意者,需继续治疗以防止或减轻神经系统后遗症。

(1)促进神经细胞代谢药物强化治疗:尚存在争议,有待进一步深入研究,常用丽珠赛乐、复方丹参注射液、神经节苷脂,可反复应用 2～3 个疗程,以强化治疗效果。有条件者还可加用碱性成纤维细胞生长因子治疗。

(2)新生儿期的干预。①视觉刺激法:逗引患儿,让其看人脸,或将色彩鲜艳的气球挂在患儿床头,反复引起其注意。②听觉刺激法:每天播放音调悠扬而低沉的优美乐曲,每次 15 分钟,每天 3 次,乐曲不宜频繁更换。③触觉刺激法:在音乐背景下柔和地抚摩和按摩患儿,被动屈曲其肢体,以及不断变换体位等。④前庭刺激法:拥抱患儿时给予适当的摇晃和震荡。

(3)动态监测:注意感官、智力和运动功能等方面的动态监测,遇有异常者,应尽早在专业医师指导下进行康复训练。

**(三)其他治疗**

目前,谷氨酸受体阻滞剂、NO 合成抑制剂、钙通道阻滞剂、氧自由基清除剂、促红细胞生成素、亚低温、大剂量苯巴比妥等新疗法尚在研究中,且多仅用于动物实验。亚低温疗法(降低脑温或体温2～4 ℃)逐渐受到关注,现已进入临床研究阶段。

# 第三节　新生儿颅内出血

新生儿颅内出血(neonatal intracranial hemorrhage,ICH),是围生期新生儿常见的脑损伤,既可单独发生,亦可作为缺氧缺血性脑病的一种表现,主要见于早产儿。

## 一、发生率与病死率

随着产科监护技术的进步,足月儿产伤性 ICH 已显著减少,但早产儿缺氧性 ICH 发生率仍高。国外报道早产儿 ICH 发生率为 20％,国内报道为 40％～50％,病死率为 50％～60％。

## 二、病因

产前、产时及产后，一切能引起胎儿或新生儿产伤、脑缺氧缺血或脑血流改变的因素，均可导致 ICH，有时几种因素同时存在。国内新生儿感染率高，整个新生儿期重症感染亦可引起颅内出血。

### (一)产伤

产伤多见于足月儿，常为胎头过大、头盆不称、先露异常(臀位、横位)、骨盆狭窄、急产、滞产、不适当助产(吸引产、钳产、不合理应用催产素)、产道肌肉僵硬等所致。

### (二)缺氧

缺氧多见于早产儿。①母亲因素：母亲患糖尿病，妊娠期高血压疾病，重度贫血，心、肾疾病，低血压，产时用镇静剂、镇痛剂；②胎儿、胎盘因素：胎盘早剥、产程延长、脐带受压、宫内窘迫；③新生儿因素：窒息、反复呼吸暂停、呼吸窘迫综合征，其中以新生儿窒息最常见。

### (三)脑血流改变

(1)波动性脑血流：不适当机械通气、各种不良刺激(剧烈疼痛、汽车上头部的震动或摇晃、气道刺激致剧咳等)，可致脑灌注压剧烈波动。

(2)脑血流增快：见于血细胞比容低下(血细胞比容每减少 5%，每 100 g 脑组织脑血流量增加 11 mL/min)、体循环血压升高、动脉导管开放、高血压、快速扩容、快速输注高渗液、高碳酸血症、低血糖、惊厥等，可明显增加脑血流。

(3)脑血流减慢：低血压、低碳酸血症、低体温、心力衰竭等。

(4)脑静脉压升高：阴道分娩、钳产、高呼气末正压通气、气胸等，可使颅内静脉压升高。

### (四)感染

重症肺炎、败血症等。

### (五)其他

维生素 K 缺乏症、弥散性血管内凝血等。

## 三、病理生理

### (一)机械损伤

各项产伤因素均可致胎儿头部在分娩过程中骤然受压或过度牵引，使颅骨过度变形,引起大脑镰等撕裂出血。

### (二)凝血功能未成熟

由于凝血因子不能经母胎转运,须由胎儿未成熟的肝脏合成,故新生儿出生后1周内血浆中大多数凝血因子水平不足,其中4个维生素K依赖因子(Ⅱ、Ⅶ、Ⅸ、Ⅹ)和4个接触因子(Ⅺ、Ⅻ、PK、HMWK)仅为成人的50%,Ⅴ因子、Ⅷ因子虽高,但半衰期短而不稳定,Ⅰ因子水平与成人接近,但因存在胎儿纤维蛋白原,其含较多唾液酸而活性弱,转化为纤维蛋白较慢。此外,新生儿抗凝血酶Ⅲ(AT-Ⅲ)活性亦低下,血小板也处于低值。由于新生儿凝血物质不足,抗凝活性低下,故常有生理性出血倾向并致出血难止,早产儿尤甚。

### (三)脑血管发育不成熟

#### 1.血管缺乏基质保护

生发基质位于侧脑室底的室管膜下,其最突出部分位于尾状核头部,从侧脑室前角延至颞角或第三、四脑室顶部。胎龄26～32周时,侧脑室生发基质和脉络丛微血管基质的发育滞后于脑实质其他部位,部分早产儿细胞外基质Ⅳ型胶原纤维、黏连蛋白和纤维连结蛋白含量少,致无连续完整基膜。侧脑室生发基质于胎龄32周后才逐渐萎缩,而脉络丛微血管膜亦于足月后才发育成熟。在此期间,侧脑室生发基质区的血管密度和面积明显高于白质区,尽管周围微血管丰富,但因缺乏基质保护,由单层内皮细胞所组成的、缺少平滑肌及弹力纤维支持的血管,对抗血流冲击能力差,在缺氧、缺血、酸中毒、脑血流速度波动等影响下,生发基质区易发生破裂出血。随着孕龄的增加,出血多来自脉络丛。

#### 2.长穿支血管少

在脑血管发育过程中,脑皮层血液供应来自于软脑膜动脉,有较好的侧支循环,供应皮层下白质区的血管为动脉的短穿支,均不易发生缺血性损害。供应脑室周围深部白质的血管为动脉长穿支,早产儿越不成熟,长穿支越少,且缺少侧支循环,一旦缺血,该区最易受损。

#### 3.血管呈U形曲折

脑白质引流的静脉通常呈扇形分布于脑室周围白质,在脑室旁经生发基质区汇入终末静脉,此静脉在侧脑室马氏孔后方、尾状核部前方呈U形曲折,汇入大脑内静脉。当静脉压增高时,血液回流受阻,U形曲折处压力升高,易发生充血、破裂出血或出血性梗死。

### (四)脑血流波动

#### 1.被动压力脑循环

被动压力脑循环指脑血流随血压的变化而变化的形式。早产儿脑室周围循环血流分布不匀,存在高容量血流区和侧脑室生发基质低容量血流区,该区血流量极低,每 100 g 脑组织血流量<5 mL/min,而正常脑每 100 g 脑组织血流量为 40~50 mL/min。早产儿脑血管自主调节功能差,调节范围窄,因此,各种原因引起的脑血流改变,均可导致 ICH。

#### 2.脑血管对二氧化碳敏感

$PaCO_2$ 每增加 0.1 kPa(1 mmHg),脑血管扩张导致脑血流增加 8.6%,若 $PaCO_2$ 增加过多,超过脑血管扩张极限,可致血管破裂出血。反之若 $PaCO_2$ 减少,则脑血管收缩,脑血流减少,使低血容量区缺氧缺血,导致血管变性或缺血再灌注损伤,同样亦会引起 ICH。

## 四、颅内出血部位与相应临床表现

### (一)硬膜下出血

硬膜下出血多见于足月儿,且多为产伤性,如头盆不称、先露异常(横位-臀位等)、产道肌肉僵硬、骨盆狭窄、骨盆变形能力差(高龄初产等)、急产、滞产、不适当助产(胎头吸引、钳产、不合理应用催产素等)、胎儿颅骨易变形等,多伴有颅骨骨折,部分可无任何诱因。

随着产科技术的进步,硬膜下出血发生率已显著下降至 7.9%。硬膜下出血以颅后窝小脑幕下和幕上出血常见。临床表现因出血部位与出血量的不同而异。

#### 1.小脑幕撕裂

本病为大脑镰与小脑幕交叉部撕裂,引起直窦、Galen 静脉、横窦及小脑幕下静脉损伤,导致颅后窝小脑幕上和(或)幕下出血,但以幕上出血较常见。幕上出血量少者可无症状,出血量多者,出生后 1 天即出现呕吐、易激惹或抽搐,甚或有颅内压增高表现。幕下出血早期可无症状,多在出生后 24~72 小时出现惊厥、呼吸节律不整、神志不清,出血量多者数分钟至数小时后转入昏迷、瞳孔大小不等、角弓反张,甚或因脑干受压而死亡。

#### 2.大脑镰撕裂

本病少见,为大脑镰与小脑幕连接部附近撕裂,致下矢状窦破裂出血。出血如不波及小脑幕下,常无临床症状,如波及致小脑幕下出血,症状与小脑幕撕裂相同。部分幕下出血尚可流入蛛网膜下腔或小脑而表现为蛛网膜下腔出血或小脑出血。

### 3.大脑浅表静脉破裂

出血多发生在大脑凸面,常伴蛛网膜下腔出血。轻者可无症状,或新生儿期症状不明显,数月后发生慢性硬膜下血肿或积液,形成局部脑膜粘连和脑受压萎缩,导致局限性抽搐,可伴贫血和发育迟缓。重者于出生后2～3天内发生局限性抽搐、偏瘫、眼向患侧偏斜。

### 4.枕骨分离

枕骨分离常致颅后静脉窦撕裂,引起颅后窝小脑幕下出血并伴小脑损伤,症状同小脑幕下出血,常可致死。

### (二)原发性蛛网膜下腔出血

原发性蛛网膜下腔出血是指单独发生而非继发于硬膜下或脑室内出血的蛛网膜下腔出血,是ICH中最常见的类型(占43%～76%),多见于早产儿,足月儿仅占4.6%～18.3%,73%为缺氧所致,少数由产伤引起。临床可分为3型。

(1)轻型:多见于早产儿,由于软脑膜动脉吻合支或桥静脉破裂所致。出血量少,56%无症状,或仅轻度烦躁、哭声弱、吸吮无力,预后好。

(2)中型:多见于足月儿。出生后2天起出现烦躁、吸吮无力、反射减弱,少有发绀、抽搐、阵发性呼吸暂停,检查偶见前囟胀满、骨缝裂开、肌张力改变,全身状态良好,症状与体征多于1周内消失,预后良好。约1/3病例可并发缺氧缺血性脑病,偶可发生出血后脑积水。

(3)重型:多伴重度窒息及分娩损伤,常因大量出血致脑干受压而迅速死亡,病死率为原发性蛛网膜下腔出血的4.5%,但本型少见。头部CT可见前、后纵裂池,小脑延髓池,大脑表面颅沟等一处或多处增宽及高密度影。

### (三)室管膜下生发基质-脑室内出血及脑室周围出血

开始为室管膜下生发基质出血,出血量大时可突破生发基质而进入侧脑室,导致脑室内出血,并继而经第四脑室进入蛛网膜下腔,甚或进入脑实质,引起脑室周围出血或脑实质出血。两者均由缺氧所致,其发病率与胎龄密切相关,多见于出生体重<1 500 g,孕龄<32周的早产儿,是早产儿颅内出血中最常见的类型,也是早产儿脑损伤的最常见病因。国外发病率为25%,重度者占5.6%,国内则分别为56.6%及16.3%,远高于发达国家的发病率,而足月儿脑室内出血发病率为8.6%～22%。

1.临床分型

因出血程度不同,临床可分为 3 型。

(1)急剧恶化型:多为Ⅲ～Ⅳ级出血,出生后数分钟至数小时内出现发绀、抽搐、阵发性呼吸暂停、软瘫、昏迷。病情于 24～48 小时内迅速发展,50％～60％于 72～96 小时内死亡,幸存者于第 4～5 天渐趋稳定。

(2)普通型:多为Ⅱ级,偶为Ⅲ级出血。上述部分症状 50％见于出生后 24 小时内,25％见于出生后第 2 天,15％见于出生后第 3 天,因而 90％于出生后 72 小时内发生。其余可于 2 周内发生,症状于数小时至数天内发展,但可有缓解间隙,表现为神志异常,肌张力低下,但不发生昏迷,大部分存活,少数发展为出血后脑积水。

(3)无症状型:占 25％～50％,多为Ⅰ～Ⅱ级出血,临床症状不明显,多在影像检查时发现。

2.并发症

(1)出血后脑积水:脑室内出血的主要并发症是出血后脑室扩大(头围每周增加＜2 cm)及出血后脑积水(头围每周增加＞2 cm)。其发生主要与脑脊液吸收障碍有关:出血后脑脊液中大量血细胞成分及纤维蛋白可凝成血块,堵塞脑脊液循环通道(如第四脑室流出道及天幕孔周围脑池等处),使脑脊液循环不良和积聚,导致以梗阻为主的脑室扩大及早期脑积水,若不及时清除,更可致蛛网膜炎,发生以交通性为主的脑室扩大及晚期脑积水。脑室的进行性扩大,可压迫脑室周围组织致其缺血性坏死,最终导致患儿死亡或致残。国外报道脑室内出血伴脑室扩大或脑积水的发生率为 49％,其中Ⅲ、Ⅳ级脑室内出血引起者分别占 40％及 70％,常于出血后 15～70 天发生。

(2)慢性脑室扩大:有 25％的脑积水可发展为慢性脑室扩大(脑室扩大持续 2 周以上)。Ⅲ级以上脑室内出血的慢性脑室扩大发生率可高达 80％。

(3)脑室周围出血性梗死、脑室周围白质软化:80％的严重室管膜下生发基质-脑室内出血,常于第 4 天发病,伴发脑室周围出血性梗死或脑室周围白质软化。脑室周围出血性梗死位于与脑室内出血同侧的侧脑室角周围,呈扇形分布,与静脉回流血管分布一致(静脉梗死)。

**(四)脑实质出血**

脑实质出血是由于产伤或缺氧所致。

1.大脑实质出血

本病可见于足月儿,表现为血管周围点状出血,或见于早产儿,多表现为生发基质大面积出血,并向前、外侧扩展,形成额顶部脑实质出血,少数表现为生发基质出血并向下扩展进入丘脑,形成丘脑部脑实质出血。余临床表现为早期活动少,呼吸与脉搏慢、弱,面色尚好,持续 10 天后,转为激惹、肌张力低下、脑性尖叫,有 15%的患儿无症状。本型特点为起病缓慢,病程较长,死亡较迟。

2.小脑实质出血

多见于出生体重<1 500 g 或孕龄<32 周的早产儿,由缺氧所致,发病率为 15%～25%,可为灶性小出血或大量出血。临床分为 3 型:①原发性小脑出血;②小脑静脉出血性梗死;③脑室内出血或硬膜下出血蔓延至小脑的继发性出血。症状于出生后 1～2 天出现,主要表现为脑干受压征象,常有脑神经受累,多于 12～36 小时内死亡。

**(五)硬膜外出血**

多见于足月儿,常由产伤所致,为脑膜中动脉破裂,可同时伴有颅骨骨折。出血量少者可无症状,出血量多者亦可表现为明显的占位病变表现、颅内压增高,头部影像学见明显中线移位,常于数小时内死亡。

**(六)混合性出血**

可同时发生上述 2 个或 2 个以上部位的出血,症状可因出血部位与出血量的不同而异。由产伤所致者主要为硬膜下出血、脑实质出血及蛛网膜下腔出血;由缺氧窒息所致者主要为脑室内-脑室周围出血。胎龄<3 周以脑室内-脑室周围出血及小脑出血为主;胎龄 32～36 周以脑实质出血、脑室内-脑室周围出血及蛛网膜下腔出血为主;胎龄≥37 周以脑实质出血、硬膜下出血及蛛网膜下腔出血为主。

**五、临床表现**

重度窒息及产伤所致的 ICH,常于出生后 2～3 天出现症状,表现为以下几方面。

(1)神经系统兴奋症状:呻吟、四肢抖动、激惹、烦躁、抽搐、颈强直、四肢强直、腱反射亢进、角弓反张、脑性尖叫等。

(2)神经系统抑制症状:反应低下、吸吮无力、反射减弱、肌张力低下、嗜睡、软瘫、昏迷等。

(3)眼部症状:凝视、斜视、眼球震颤、瞳孔扩大或大小不等、对光反射迟钝等。

(4)其他:呼吸与心率快或慢、呼吸暂停、发绀、呕吐、前囟饱满、体温不稳定等。

早产儿ICH症状多不典型,常表现为吸吮困难、肢体自发活动少或过多、呼吸暂停、皮肤发灰或苍白、血压与体温不稳、心率增快或持续减慢、全身肌张力消失。

### 六、影像学检查

#### (一)头颅B超

头颅B超用于诊断ICH及其并发症,其敏感性及特异性分别高达96%及94%,是ICH最有效的筛选方法。因ICH多在出生后1~7天发生,故检查宜在此期进行,并应每隔3~7天复查1次,直至出血稳定后,仍须定期探查是否发生出血后脑积水。头颅B超对诊断室管膜下及脑室内出血的敏感性最高,这与其对颅脑中心部位高分辨率的诊断特性以及对低血红蛋白浓度具有较高敏感性有关。研究显示,即使脑室少量出血、脑脊液中血细胞比容低至0.2%时,或在出血吸收、血红蛋白分解、出血部位血红蛋白降至70~80 g/L,出血部位与周围组织密度相等,CT难以发现出血时,头颅B超仍可分辨并做出诊断,因此其诊断颅内出血的时间通常可延至出血后3个月或更久,故头颅B超在很大程度上已可代替CT检查。

室管膜下及脑室内出血的头颅B超表现及诊断标准,按Papile分级法分为4级。①Ⅰ级:单或双侧室管膜下生发基质出血。②Ⅱ级:室管膜下出血穿破室管膜,引起脑室内出血,但无脑室增大。③Ⅲ级:脑室内出血伴脑室扩大(脑室扩大速度以枕部最快,前角次之),可测量旁矢状面侧脑室体部最宽纵径,6~10 mm为轻度扩大,11~15 mm为中度扩大,>15 mm为重度扩大,也可由内向外测量旁矢状面脑室后角斜径,≥14 mm为脑室扩大,或每次测量脑室扩大的同一部位以作比较。④Ⅳ级:脑室内出血伴脑室周围出血性梗死:后者于沿侧脑室外上方呈球形或扇形强回声反射,多为单侧。

室管膜下生发基质-脑室内出血按出血程度分为:①轻度出血,单纯生发基质出血或脑室内出血区占脑室的10%以下。②中度出血,脑室内出血区占脑室的10%~50%。③重度出血,脑室内出血区占脑室的50%以上。

#### (二)头颅CT

头颅CT适用于早期快速诊断颅内出血,但分辨率及对脑实质病变性质的判断不及磁共振显像,一般在出生后1周内分辨力最高,故宜于出生后1周内检查。头颅CT可检查到各部位的出血,对室管膜下生发基质-脑室内出血分级与

B 超分级相同,但分辨率明显逊于 B 超,对室管膜下及少量脑室内出血敏感性亦不及 B 超。7～10 天后随着出血的吸收,血红蛋白逐渐减少,血肿在 CT 中的密度也明显降低,等同于周围组织的密度,此时 CT 对残余积血不敏感。

### (三)头颅磁共振成像

其对各种出血均有较高诊断率,分辨率高于头颅 B 超与 CT,并可准确定位及明确有无脑实质损害。但对新鲜出血敏感性较差,故宜在出血 3 天后检查。由于新鲜血肿内主要为氧合血红蛋白,$T_1$ 加权像上仅表现为等信号或稍低信号,在 $T_2$ 加权像上表现为高信号。7～10 天后,氧合血红蛋白转变为脱氧血红蛋白和高铁血红蛋白,血肿在磁共振成像中的信号也随之变化,在 $T_1$ 和 $T_2$ 加权像上均表现为高信号。因此,磁共振成像中不同的出血信号,可以估计出血时间。

CT 和磁共振成像可很好辨别第三、四脑室内出血以及硬膜下出血和原发性蛛网膜下腔出血,但 B 超未能诊断上述部位的出血,此与 B 超对颅脑边缘以及后颅窝部位的病变分辨率差有关。较大量的脑实质出血,B 超、CT 和磁共振成像均能做出很好诊断。

### 七、诊断

#### (一)病史

重点了解孕产妇病史、围生史、产伤史、缺氧窒息史及新生儿期感染史。

#### (二)临床表现

对有明显病因且临床出现抽搐者易于诊断,但有部分病例诊断困难,包括:①以呼吸系统症状为主要特征,神经系统症状不明显者,易误诊为肺部疾病,误诊率为 20%～65%;②晚期新生儿 ICH 多与其他疾病并存,尤以感染为多见,由于感染症状明显,常致忽略 ICH 的诊断,漏诊率达 69.7%;③轻度 ICH 亦可因无临床症状而漏诊。故应提高警惕,对可疑病例加强检查。由于窒息缺氧既可引起肺部并发症,又可引起 ICH,两病亦可同时并存,故仅靠病史、体检常难以做出诊断,如无影像学配合,ICH 临床总误诊率达 55.4%～56.2%,多误诊为呼吸系统疾病。

#### (三)影像学检查

影像学检查是确诊 ICH 的重要手段,头颅 B 超使用方便,可在床边进行,可作连续监测,可对各项治疗的效果进行追踪与评估,价格便宜,应作首选。头颅

CT会有X线辐射,头颅MRI诊断率高,但扫描时间长,价格较贵,可根据实际情况选用。

**(四)脑脊液检查**

由于影像学的进展,目前已很少做脑脊液检查。急性期脑脊液常为均匀血性,红细胞呈皱缩状,糖耐量降低且与血糖比值<0.6(正常值为0.75～0.80),蛋白升高。脑脊液改变仅可考虑蛛网膜下腔出血,但仍未能明确是原发或继发,故诊断价值有限。1周后脑脊液转为黄色,一般可持续4周左右。

## 八、治疗

**(一)一般治疗**

保持绝对安静、避免搬动、头肩高位(30°)、保暖、维持正常血气、消除各种致病因素、重者延迟24～48小时开奶、适当输液。

**(二)纠正凝血功能异常**

补充凝血因子,可用巴曲酶0.5 kU加0.9%氯化钠2 mL静脉注射,隔20分钟重复1次,共2～3次,可起止血作用,或用维生素K₁0.4 mg/kg静脉注射。必要时输血浆,每次10 mL/kg。

**(三)镇静与抗惊厥**

对于无惊厥者用苯巴比妥10～15 mg/kg静脉注射以镇静及防止血压波动,12小时后用维持量5 mg/(kg·d),连用5天。有惊厥者抗惊厥治疗,对Ⅳ级脑室内出血伴出生后1个月内仍有惊厥发作者,因80%以上于1个月后仍可发生迟发性惊厥,可使用抗癫痫药物。

**(四)脑水肿治疗**

(1)镇静、抗惊厥治疗12小时后,可给予呋塞米1 mg/kg静脉注射,每天3次,直至脑水肿消失。

(2)地塞米松0.5～1.0 mg/kg静脉注射,每6小时1次,连用3天。本药能降低脑血管通透性,减轻脑水肿,增强机体应激能力而不会加重出血。

**(五)穿刺放液治疗**

1.硬膜下穿刺放液

其用于有颅内高压之硬膜下出血,每天穿刺放液1次,每次抽出量<5 mL,若10天后放液量无显著减少,可做开放引流或硬膜下腔分流术。

**2.腰椎穿刺放液**

其用于有蛛网膜下腔出血或Ⅲ～Ⅳ级脑室内出血者。腰椎穿刺放液于 B 超确诊后即可进行,每天穿刺放液 1 次,每次放液量 5～15 mL,以降低颅内压,去除脑脊液中血液及蛋白质,减少日后粘连,避免发生脑积水。当 B 超显示脑室明显缩小,或每次只能放出＜5 mL 量时,改隔天或隔数天 1 次,直至脑室恢复正常。

**3.侧脑室引流**

对有Ⅲ～Ⅳ级脑室内出血、腰椎穿刺放液未能控制脑室扩大者,或伴有颅内压增高的急性脑积水者,均可作侧脑室引流,首次引流液量 10～20 mL/kg。此法常可控制脑室扩大及急性脑积水。为防止感染,一般维持 7 天即应拔管。

**4.手术治疗**

侧脑室引流效果不佳者,应行脑室-腹腔分流术。

**(六)出血后脑积水治疗**

早产儿脑室内出血,其血性脑脊液引起化学性蛛网膜炎,脑脊液吸收障碍,导致脑室扩大,虽较常见,但 87％能完全恢复,只有约 4％的脑室内出血可发展为出血后非交通性脑积水(Ⅲ级 78％、Ⅳ级 100％可发生脑积水)。后者是脑室内血性脑脊液沿脑脊液通路进入蛛网膜下腔,引起脑脊液循环通路阻塞,以中脑导水管梗阻为多。

**1.连续腰椎穿刺**

对严重 ICH,可作连续腰椎穿刺放液,以控制出血后脑积水,成功率为 75％～91％,连续腰椎穿刺应做到早期应用(病后 1～3 周)、放液量不宜过少(应每次5～8 mL)、间隔期应短(1～2 天)、疗程足够(1 个月左右),并避免腰椎穿刺损伤。对连续腰椎穿刺效果欠佳者,可联合应用乙酰唑胺治疗。有人认为反复腰椎穿刺放液并不能减少脑积水的发生,反而会增加颅内感染的机会,因而提出反对。但因持续的颅内高压可破坏神经元轴突和损伤白质的少突胶质细胞,轴突的损伤亦可累及皮层的神经元,已证实腰椎穿刺放液能使皮层灰质容积明显增加,因此连续腰椎穿刺放液对控制持续颅内高压,防止脑积水发生确有其实际意义。

**2.脑脊液生成抑制剂**

乙酰唑胺 40～100 mg/(kg·d)口服。由于出血后脑积水的发病机制主要是脑脊液吸收障碍而不是分泌增加,故不主张单独应用。

**3.其他**

过去用于溶解血凝块的尿激酶、链激酶,抑制脑脊液生成的甘油、呋塞米等,均已证实不能减少脑积水发生而停止使用。

**4.手术治疗**

采用脑室腹腔分流术指征为以下几方面。

(1)每周影像检查提示脑室进行性增大。

(2)每周头围增长>2 cm。

(3)出现心动过缓、呼吸暂停、惊厥、昏迷等颅内高压症状。

(4)术前脑脊液蛋白量<10 mg/mL。术后常见并发症为感染及分流管梗阻。

经正规治疗的ICH患儿,大多于7天后痊愈。

## 九、预防

### (一)产前预防

(1)预防早产:预防可导致产伤的各种因素,治疗孕产妇高危疾病(如妊娠期高血压病)。胎膜早破孕妇应用抗生素防止感染。

(2)早产孕妇产前应用糖皮质激素:糖皮质激素促肺成熟的同时,亦可促进生发基质毛细血管发育成熟,明显降低新生儿ICH的发生率。其不良反应为导致出生体重低及头围缩小,但主要发生在多疗程使用糖皮质激素者。为避免产生不良反应,可仅于分娩前24～48小时内给予地塞米松10 mg或倍他米松12 mg静脉滴注,于1天内1次或分2次滴入,必要时可连用2天(第2次应用应与分娩时间间隔24小时以上),降低早产儿颅内出血发生率。

(3)早产孕妇产前应用维生素$K_1$:目的是促使胎儿血浆Ⅱ、Ⅶ、Ⅹ3种凝血因子水平升高,从而降低早产儿颅内出血发生率。可于分娩前给予维生素$K_1$静脉或肌内注射,每天1次,连用2～7天(最后1次应用应与分娩时间间隔24小时以上),同样有良好效果,如出生早期给予早产儿注射活性因子Ⅶ,效果更佳。

(4)产前联合应用糖皮质激素及维生素$K_1$:联合应用比单用糖皮质激素或维生素$K_1$效果更佳,两药用法同上,可使脑室内出血发生率下降50%以上,重度出血减少75%。

(5)其他:经循证医学分析,早产孕妇产前应用苯巴比妥无良好效果,不能用于早产儿颅内出血的预防。亦有介绍可于产前联合应用硫酸镁(每次4.0 g)及氨茶碱(每次240 mg),静脉滴注12小时,然后每12小时一次,直至分娩或疗程达 48 小时。

**(二)产前产后联合预防**

由于 ICH 多发生在宫内或出生后 1～6 小时,故出生后 6 小时才注射苯巴比妥,确实不能预防早产儿颅内出血的发生,若于出生后 1～3 小时内注射该药,虽仍不能降低颅内出血发生率,但可减少重度出血及由轻度出血转为重度出血的可能性,故可于产前采用糖皮质激素及维生素 $K_1$,而于婴儿出生 3 小时内注射苯巴比妥,以获得更好的预防效果。

**(三)产时预防**

采用延迟结扎脐带。已证实早产儿脱离母体后 30～45 秒结扎脐带(延迟结扎脐带),与脱离母体后 10 秒内结扎脐带(即刻结扎脐带)比较,早产儿颅内出血发生率明显降低。

**(四)新生儿药物预防**

1.苯巴比妥

有报道,早产儿应用苯巴比妥后,可使脑室内出血发生率从 43.9%～54% 降至 7.1%～28.2%,并使重度脑室内出血发生率从 20%～33.3% 降至 0～11%。于出生后 6～12 秒及大于出生后 12 秒给药,脑室内出血发生率分别为 15.6%、32.8% 及 44.9%。故可于出生后 6 秒内应用,苯巴比妥负荷量为 20 mg/(kg·d),分 2 次,间隔 12 小时静脉注射,24 秒后维持量 5 mg/(kg·d),共用 3～5 天。但国外经循证医学分析后认为,于出生后 6 小时内应用苯巴比妥,对降低 ICH 及 ICH 后遗症、病死率均无效,且可增加对机械通气的需求,因而不推荐使用。

2.吲哚美辛

吲哚美辛能调节脑血流,促进室管膜下生发基质成熟。出生体重 <1 250 g 的早产儿,于出生后 6～12 小时给予吲哚美辛 0.1 mg/kg,24 小时后重复 1 次,或出生后 6～12 小时给予 1 次,此后每 12 小时 1 次,连用 2～3 天,此可使脑室内出血发生率下降 66%,对男婴效果好于女婴,但可升高坏死性小肠结肠炎发生率。

3.维生素 $K_1$

至今为止,采用维生素 $K_1$ 预防维生素 K 缺乏所致的 ICH,其用药方法、用药途径、使用剂量均未统一,多认为口服比肌内注射更为合适。尽管证实维生素 $K_1$ 作为氧化剂,对患葡萄糖-6-磷酸脱氢酶缺乏症新生儿的红细胞不会发生氧化损害,亦不会发生 DNA 损伤,但尚不能排除导致儿童期白血病的可能。目前多建议以下几种。

（1）由于肌内注射维生素 $K_1$ 短期内可引起机体高的维生素 $K_1$ 水平,对新生儿可能会有潜在损害,故非必要不做肌内注射。

（2）足月儿出生后可有维生素 K 缺乏,于出生后第 1 天及第 4 天分别口服水溶性混合微胶粒制剂（内含维生素 $K_1$ 及卵磷脂、甘氨胆酸）2 mg,维生素 K 缺乏性出血症可减少61.1%,从而预防维生素 K 缺乏性 ICH。对单纯母乳喂养者,亦可每周口服 2 mg,采用少剂量多次口服,安全性更高。

（3）早产儿维生素 K 依赖性凝血因子减少,不是维生素 K 缺乏所致,而是蛋白质合成不足造成的,且早产儿维生素 K 缺乏并不明显,给予维生素 $K_1$ 效果不佳,故早产儿出生后前几周应适当减少维生素 $K_1$ 的供给,不必过早给予。

（4）对不适宜口服者可予静脉注射维生素 $K_1$ 0.4 mg/kg,效果与口服3 mg者相同。

（5）对服用抗生素、抗结核药及抗癫痫药物的孕妇,于分娩前15～30 天口服维生素 $K_1$ 10～20 mg/d,对新生儿出生后立即静脉注射维生素 $K_1$,亦有预防作用。

4.其他

尚有报道应用泮库溴铵、维生素 E、酚磺乙胺、钙通道阻滞剂等者,但多认为效果不大。

## 十、预后

### （一）影响 ICH 预后的因素

（1）临床症状:昏迷或半昏迷、中枢性呼吸衰竭、重度惊厥、原始反射全部消失等。具备上述项目越多,预后越差。其中严重室管膜下生发基质-脑室内出血发出生后遗症率＞35%,伴发脑室周围出血、脑室周围出血性梗死和脑室周围白质软化者可高达90%,常表现为半身瘫痪、认知障碍。

（2）出血部位及出血量:严重硬膜下出血、严重原发性蛛网膜下腔出血、严重脑室内出血及小脑实质出血,均预后不良。常见的脑室内出血,其预后与出血程度有关:轻度出血者几乎全部存活,后遗症率为0～10%;中度出血病死率为 5%～15%,后遗症率为 15%～25%;重度出血病死率为 50%～60%,后遗症率为65%～100%。

（3）脑室周围出血、脑室周围出血性梗死和脑室周围白质软化:严重后遗症的发生可能与下列因素有关。①生发基质损伤,可使神经细胞分化障碍及侧脑室下区神经元损伤,导致髓鞘、皮层发育异常而发生运动、认知障碍;②脑室周围白质,特别是对应中央区、顶枕区白质损害,皮质脊髓视放射及丘脑投射纤维损害,导致双下肢痉挛、视觉损害及认知障碍;③持续颅内高压及脑积水,可导致神经发育迟缓;④皮层神经元损伤,可导致认知障碍。

室管膜下生发基质-脑室内出血后所导致的脑实质损害与神经发育的关系见表1-1。

表1-1 脑实质损害与神经发育的关系

| 白质损害 | 例数 | 神经发育 | | |
|---|---|---|---|---|
| | | 正常 | 轻度异常 | 重度异常 |
| 无 | 43 | 25 | 17 | 1 |
| 轻度 | 20 | 11 | 8 | 1 |
| 重度 | 9 | 0 | 4 | 5 |

### (二)常见后遗症

#### 1.脑积水

主要由 IVH 所致。54%可于 8 周后自然缩小并恢复正常,部分可继续扩大超过 6 个月,然后渐消退,并于 1 岁左右恢复正常,另一部分保持稳定或继续发展成严重脑积水。过去曾广泛采用乙酰唑胺[100 mg/(kg·d)]及呋塞米[1 mg/(kg·d)]治疗,但最后证实不但无效,反可增加死亡率及伤残率。过去亦曾于脑室内注射链激酶,亦证明无效,而脑室-腹腔引流则有一定疗效。

#### 2.智力、运动发育障碍

多由 PVH-IVH 所致,包括运动、认知障碍,视觉损害及脑性瘫痪。

# 第二章　新生儿呼吸系统疾病

## 第一节　新生儿肺透明膜病

新生儿肺透明膜病(hyaline membrane disease of the newborn, HMD)又称为新生儿呼吸窘迫综合征(respiratory distress syndrome of newborn, RDS)，主要表现为出生后不久即出现进行性呼吸困难，发病率与胎龄成反比，也可发生于糖尿病母亲婴儿及剖宫产儿。

### 一、病因及发病机制

本病是由于肺表面活性物质(pulmonary surfactant, PS)缺乏引起的，PS缺乏使肺泡表面张力增高，肺泡萎陷，肺不张，形成肺内动-静脉短路、右向左分流，导致严重缺氧和代谢性酸中毒，进一步损害肺泡和肺血管，最终导致血浆蛋白和细胞渗入肺泡，进而沉着，并形成透明膜。同时缺氧和酸中毒损害全身各器官系统，导致多脏器功能障碍。

早产儿，尤其是孕周<35周的早产儿，由于肺不成熟，PS缺乏，易发生本病。胎龄越小，发病率越高。糖尿病母亲的婴儿由于体内胰岛素水平较高，可拮抗肾上腺皮质激素，抑制肺成熟和PS分泌，虽然婴儿体重较大，但肺不成熟，发病率亦较高。选择性剖宫产儿由于无应激反应，激素水平较低，同时肺液排出减少等，亦易患本病。此外，有围生期缺氧、家族中曾有同样病史等均为发病的高危因素。

早产儿未应用产前激素治疗的发病率：孕龄<28周，发病率为60%；孕龄28~31周，发病率为40%；孕龄30~34周，发病率为15%；孕龄≥34周，发病率为5%。产前激素的应用可以相应减少发病率的50%。

## 二、诊断

### (一)症状

多为早产儿,出生后 6～12 小时内出现呼吸困难,呈进行性加重,若有围生期窒息史,可能更早发病。

### (二)体征

进行性加重的呼吸困难为其特征,表现为呼吸急促、发绀,并伴呻吟、鼻翼翕动和吸气性三凹征,但吸氧不易缓解,严重者呼吸减慢,节律不整,矛盾呼吸和呼吸暂停。由于严重缺氧和酸中毒,患儿可出现反应迟钝、肌张力低下、体温不升、心功能衰竭、休克等。体格检查有双肺呼吸音减低,深吸气时听到细湿啰音应警惕合并肺水肿或肺出血。病情于 24～48 小时达顶峰,若无呼吸支持,多于 3 天内死于呼吸衰竭。

### (三)实验室检查

1.胸部 X 线检查

典型表现为肺容量减少,肺野呈磨玻璃样改变伴支气管充气征。X 线表现与临床病情程度一致。依据 X 线表现分为 4 期。

Ⅰ期:两肺细小颗粒网状阴影,分布较均匀,心影清楚,支气管充气征不明显。

Ⅱ期:两肺见较大密集的颗粒网状阴影,肺透光度降低,可见支气管充气征。

Ⅲ期:全肺透光度明显降低,呈磨玻璃样,横膈及心界模糊,支气管充气征明显。

Ⅳ期:全肺野密度增高,膈面和心影消失,支气管充气征更明显或消失(发生肺水肿或出血)。

2.泡沫稳定试验

对怀疑可能发生 RDS 的患者出生后 30 分钟内取胃液 0.5～1 mL 加等量95%乙醇于试管内,用力振荡 15 秒钟,静置 15 分钟后观察试管内泡沫多少。

(一)无泡沫;(+)试管液面周边 1/3 有小泡沫;(++)试管液面周边>1/3 至整个管周有一层泡沫;(+++)试管周边有泡沫层。

(一)支持 HMD 诊断;(+)或(++)可疑;(+++)可排除 HMD。

3.动脉血气分析

其示低氧血症,伴或不伴代谢性酸中毒、呼吸性酸中毒等。

### (四)鉴别诊断

**1.B族β溶血性链球菌感染**

宫内感染或分娩时感染B族β溶血性链球菌肺炎或败血症,症状和胸片显示与HMD有时不易鉴别,应注意有无胎膜早破或母孕末期及产时感染史,患儿有无感染中毒症状,做血常规、C反应蛋白、血培养等以资鉴别,对怀疑者应同时应用青霉素治疗。

**2.湿肺**

出生后早期的呼吸困难表现难以与RDS鉴别。但本病呼吸困难呈一过性,无进行性加重趋势,通过监测临床表现及复查胸片以助鉴别。

**3.新生儿肺出血**

患儿出现反应弱、气促、呻吟、发绀、呼吸困难等,体格检查肺部可闻及细湿啰音,严重者口、鼻流出血性物,或经气管插管可吸出血性物。胸部X线检查显示斑片状阴影,严重者可有"白肺"。

## 三、治疗

### (一)支持治疗

(1)保温:将患儿置于暖箱式暖台中,可监测体温,又便于抢救和护理,维持患儿体温在36~37 ℃。

(2)水、电解质平衡:因患儿有缺氧、复苏抢救的过程,为防止发生新生儿坏死性小肠结肠炎,应适当延迟经口喂养。如患儿已经排胎便,肠鸣音正常,一般情况稳定,可给予鼻饲喂奶,每次2~3 mL,每2~3小时一次。然后根据患儿耐受情况每天增加奶量,按每次增加2~5 mL为宜,不足部分经静脉补充。HMD患儿对液体的负荷耐受差,液体过多可引起肺水肿、动脉导管开放以及支气管肺发育不良等,因此应控制液量。出生后3天之内液量应控制在60~80 mL/(kg•d),3天后可渐增至80~100 mL/(kg•d),但还要根据患儿代谢情况以及不显性失水丢失的多少而增减液量。出生后1~2天就可加用氨基酸液和脂肪乳剂,以保证摄入足够的热量。

(3)维持血压和血容量:应连续监测血压,在发生肺出血、颅内出血、新生儿坏死性小肠结肠炎、败血症等严重并发症时,血压可下降。应给予扩容,同时给予多巴酚丁胺5~10 μg/(kg•min),静脉输入,使收缩压维持在6.7 kPa(50 mmHg)以上。

(4)抗生素:因宫内肺炎,尤其是B族溶血性链球菌感染,易与HMD混淆,且机械通气又增加了感染的机会,因此应给予抗生素治疗,以后应定期做痰培养,根据细菌培养和药敏试验选择适当的抗生素。

**(二)氧疗和机械通气**

氧疗目的:维持 $PaO_2$ 在 8.0~10.7 kPa(60~80 mmHg)。出生体重>1 500 g, X线表现为Ⅰ~Ⅱ期病变的患儿,可用鼻塞做持续气道正压通气。治疗成功的关键是早期应用和保持正压的持续性。呼吸机的压力为 0.5~0.8 kPa(5~8 cmH_2O),$FiO_2$ 维持 $PaO_2$ 在 8.0~10.7 kPa(60~80 mmHg)即可。

(1)机械通气指征(具备以下任何一条):①用呼吸机压力>0.8 kPa(8 cmH_2O),$FiO_2$ 80%,$PaO_2$<6.7 kPa(50 mmHg)。②反复发作呼吸暂停。③严重Ⅱ型呼吸衰竭,$PaCO_2$>9.3 kPa(70 mmHg)。④X线胸片Ⅱ~Ⅲ级以上病变,并且发病较早,进展较快。⑤体重<1 500 g。

(2)呼吸机参数初调参考值:$FiO_2$ 60%~80%,PIP 2.0~2.5 kPa(20~25 cmH_2O),PEEP 0.4~0.6 kPa(4~6 cmH_2O),呼吸频率30~40 次/分,吸/呼比为 1∶(1~1.5)。用呼吸机后应定期复查血气,根据血气调整呼吸机参数。

(3)注意事项:①初期病情最重,往往需要较高的条件,若 $FiO_2$ 已达 95%,PIP 为 3.0 kPa(30 cmH_2O),PEEP 为 0.6 kPa(6 cmH_2O),$PaO_2$ 仍偏低,为 5.3~6.7 kPa(40~50 mmHg),$SaO_2$ 为 85%~90%,$PaCO_2$ 偏高,为 7.3~8.0 kPa(55~60 mmHg),这是可允许的,不必再增加压力,避免产生气压伤。②72 小时后,病变逐渐恢复,此时应及时降低呼吸机参数,先降低对患者危险大,容易引起并发症的参数,如 $FiO_2$ 和压力。③HMD初期肺部无合并感染和肺不张的,可减少注水、拍背吸痰的次数,避免过多刺激患儿及注水多而影响表面活性物质的产生。④无并发症的患儿,一般在 3 天后病情好转,可逐渐降低呼吸机参数,直至撤离呼吸机。撤机后可继续用鼻塞呼吸机辅助呼吸,便于病情进一步恢复。⑤影响呼吸机撤离的主要因素是并发症。急性并发症有气漏、肺部感染、肺出血、颅内出血、动脉导管开放。慢性并发症有支气管肺发育不良、气管软化或狭窄等。以上并发症使得用机时间延长,因此应积极预防。

**(三)表面活性物质替代疗法**

目前国内外已有数种不同制剂。天然 PS(猪肺或牛肺 PS),首剂 120~200 mg/kg。还可应用第 2 或第 3 次(一般不超过 3 次),间隔 6~12 小时,剂量在100~120 mg/kg。药液通过气管插管注入,给药后即予手控气囊加压给氧,使药物深入肺泡,尽量减少给药造成的一过性低氧血症及心动过缓。治疗有效者

1～2 小时后呼吸困难减轻,血气改善,胸片好转,可降低呼吸机参数,缩短机械通气时间。如病情反复,可再给第 2 或第 3 次。

### 四、并发症及处理

#### (一)新生儿气漏

由复苏或正压通气引起,需密切监测病情进展,及时调整呼吸机参数,尤其给药后应根据患儿病情变化及时下调机械通气参数,防止气胸的发生。必要时做胸腔闭式引流。

#### (二)新生儿肺炎

如呼吸机相关肺炎,做痰培养,及时调整抗生素的使用,严格无菌操作,预防院内感染。

#### (三)支气管肺发育不良

因早产儿长期应用呼吸机、氧疗、液体过多等引起。

### 五、预防

#### (一)产前预防

做好孕妇保健,避免早产,对不可避免的早产,可在产前 1 周至产前 24 小时给予孕妇糖皮质激素预防,如地塞米松 5～10 mg/d,连用 2 天。

#### (二)产后预防

对于高危新生儿,可在出生后 30 分钟内给予气管内注入 PS 100 mg/kg 预防本病。

# 第二节　新生儿气漏

新生儿气漏是指由于肺泡内气体外漏而造成的病症,包括肺间质气肿、气胸、气腹、心包囊积气、纵隔腔积气、皮下气肿与全身性气体栓塞症。

### 一、病因及发病机制

由于肺泡的过度膨胀和肺泡壁破裂导致气体外漏形成,通常与过高的压力或不均匀的换气有关,但亦可为自发性,即无明显外因。

有以下高危因素。

(1)呼吸道疾病:气道梗阻;肺代偿性过度充气,如肺发育不全、肺不张等;肺部疾病,如肺透明膜病、吸入综合征、肺部感染、慢性肺疾病等。

(2)出生时急救复苏、医源性肺脏破裂。

(3)应用呼吸机:吸气压力过高;呼气末期压力过高;呼吸不协调,出现人机对抗;气管插管位置不当等。

(4)其他:对侧膈疝、先天肾发育畸形、神经肌肉性疾病等。

## 二、诊断

### (一)症状

轻者可无症状;重者可出现气促、喘憋、发绀、呼吸停止。

### (二)体征

#### 1.肺间质气肿

其指气体在气道外和间质的集聚,可以表现为全肺病变、单侧或单肺叶病变,全肺性病变与早期支气管肺发育不良难以鉴别。其多与呼吸机使用有关,越早产的婴儿因肺脏含较多的结缔组织以及肺泡发育不完善,发生肺间质气肿的危险性越高。

肺间质气肿较轻的,常无明显症状。病变较广泛的,患儿表现为呼吸窘迫、呼吸音减低。血气分析可出现高碳酸血症和低氧血症。胸部 X 线可确诊,表现为过度膨胀的肺组织中多处出现小气囊而形成网状影。

#### 2.纵隔积气

其指气体在纵隔中的集聚,常由于肺泡破裂后,形成类似"活瓣"的结构,使气体不断经纵隔腔胸膜的破孔进入纵隔腔而形成。少数病例则由食管破裂引起,也可以由肺间质积气发展形成。

少量纵隔腔积气在临床上无症状。积气量多则引起呼吸困难、发绀、听诊心音遥远。胸部 X 线可根据积于纵隔腔的气体而确诊。另一特殊表现为气体围绕于胸腺四周,将胸腺抬起,而形成"船帆样"阴影。大量纵隔积气也可致膈下气体集聚形成气腹,或气体进入皮下形成皮下气肿。

#### 3.气胸

其由气体进入胸膜腔而形成。足月正常新生儿的自发性气胸发病率约为1%,其中仅 10% 出现临床表现。患有肺透明膜病、肺炎或胎粪吸入综合征的婴儿,气胸的危险性大大增加。呼吸机正压通气的使用使之发生率增加,为 20%～

40％。15％～20％的气胸表现为双侧,2/3表现为单侧气胸。

气胸对心肺功能影响的大小,视胸腔气体量的大小、气胸形成的快慢及原发肺部病变的严重程度而不同。少量气胸胸膜腔通常被占据不足15％,中量气胸占15％～60％,大量气胸超过60％。较重且发生较快的气胸可出现呼吸窘迫,严重者甚至会出现发绀、心跳缓慢或呼吸暂停。临床可见患侧胸廓饱满、听诊呼吸音减弱、叩诊呈鼓音,左侧气胸听诊心脏时,可见心音遥远、心音右移等。

4.心包腔积气

其由气体在心包腔集聚形成,较少见,甚少自发性,通常与纵隔气肿伴行,一般为呼吸机使用或急救不当引起。小量积气可无症状,严重者可压迫心脏,引起心排血量减少、心率减慢,甚至心搏骤停等心脏压塞表现。

5.全身性气体栓塞

本病为罕见、病死率极高的病症。由过高的呼吸机压力引起,故常伴有其他气漏的现象。临床表现为病情急速恶化而出现苍白、发绀、低血压与心跳缓慢,患儿可于数小时或数分钟内死亡。

6.皮下气肿

触诊时可于皮下摸到有如碎冰、握雪的感觉,需注意其他合并出现的气漏症状。

**(三)实验室检查**

1.胸部 X 线

胸部 X 线可明确诊断。

2.透照法

应用冷光源透照胸部患侧,可帮助确定气胸部位,可用于危重、不便搬动,又无条件床边拍片的患儿。

3.血气分析

轻者无异常,重者可有呼吸衰竭的血气表现。

4.超声学检查

超声学检查可帮助诊断。

**(四)鉴别诊断**

1.先天性肺囊肿

胸片、胸部 CT、超声检查有助于明确诊断。

2.大叶气肿

胸片、胸部 CT、超声检查有助于明确诊断。

### 三、治疗

#### (一)一般处理

治疗原发病。

#### (二)针对不同类型气漏治疗

1.肺间质气肿

使用呼吸机的,首先尽量保证人机合拍,确保气管插管位置良好。在可能范围内,先增加呼吸频率与氧浓度,以降低吸气压力与呼气末正压。采用较短的吸气时间,严重病例可使用高频通气。让患侧肺部位于低处,有助于严重气肿的自然消退。轻微的肺间质气肿可于数天内自然消退。出生体重<1 500 g的婴儿,如出现肺间质气肿,则病死率可明显增高,存活者发生肺支气管发育不良的机会亦较高。

2.纵隔积气

纵隔积气常不需加以特殊处理,对肺功能并无多大改变,需加以监测,如肺功能受损则需引流,用呼吸机患者应尽量减低呼吸机压力。

3.气胸

临床无症状的气胸,应密切观察病情变化,对于足月儿可给予鼻导管吸氧12~24小时,以利于气胸吸收,此种方法不能用于早产儿及张力性气胸患儿,严重者应穿刺抽气以缓解症状。对于正使用呼吸机或气胸持续加重(多为张力性气胸)的患儿,可放置胸腔闭式引流管行持续引流,进针位置一般为患侧锁骨中线上第二肋间。

4.心包腔积气

无症状者仅支持治疗即可。然而,对于伴有心排血量降低或心脏功能受损的患儿,则需要紧急用空针将气体抽出。进针位置从剑突下方,针尖朝左肩的方向进入心包腔。

5.全身性气体栓塞

无特效治疗,主要是对症支持治疗。

6.皮下气肿

无特效治疗。

### 四、预防

针对病因进行预防。

## 第三节 新生儿呼吸衰竭

新生儿呼吸衰竭是由于多种原因引起新生儿通气/换气功能异常,导致动脉氧分压下降和二氧化碳分压升高。

### 一、病因及发病机制

#### (一)病因

1.上呼吸道梗阻

鼻后孔闭锁、小颌畸形、声带麻痹、喉蹼、鼻咽肿物、喉气管软化症、咽喉或会厌炎症水肿、分泌物阻塞上气道等。

2.肺部疾病

肺透明膜病、肺炎、吸入综合征、湿肺症、肺不张、肺出血、肺水肿、肺发育不良等。

3.肺外疾病使肺受压

气胸、胸腔积液(血、脓、乳糜液等)、膈疝、胸腔或纵隔肿瘤、肿块、腹部严重膨胀等。

4.心血管疾病

先天性心脏病、心肌炎、急性心力衰竭、休克等。

5.神经系统与肌肉疾病

围生期窒息、脑病、颅内出血、中枢神经系统感染、早产儿原发性呼吸暂停、新生儿破伤风、先天畸形、药物中毒、代谢紊乱等。

#### (二)病理生理

(1)换气(弥散)功能障碍。

(2)通气功能障碍。

(3)通气血流比例失调(肺内分流)。

(4)肺外分流。

### 二、诊断

#### (一)症状

1.呼吸困难

安静时呼吸频率持续>60次/分或呼吸<30次/分,出现呼吸节律改变,甚

31

至呼吸暂停,三凹征明显,伴有呻吟。

2.发绀

除外周围性及其他原因引起的发绀。

3.神志改变

精神萎靡、反应差。

4.皮肤改变

肢端凉、皮肤发花等。

(二)体征

除引起呼吸衰竭的原发病表现外,还包括以下症状。

1.呼吸系统

呼吸困难、鼻翼翕动、三凹征、呻吟样呼吸、呼吸频率和节律改变,出现点头样呼吸、叹息样呼吸、呼吸暂停等。

2.循环系统

严重缺氧和酸中毒可导致皮肤毛细血管再充盈时间延长、心率增快或减慢、血压下降;$PaCO_2$增高可扩张末梢小血管,引起皮肤潮红、结膜充血和红肿。

3.神经系统

呼吸衰竭引起脑水肿。临床上表现为精神萎靡、意识障碍、肌张力低下,甚至惊厥发作。

4.其他

包括肾功能损害、胃肠功能衰竭、消化道出血、代谢紊乱等。

(三)实验室检查

动脉血气分析如下。

1.Ⅰ型呼吸衰竭

海平面,吸入室内气体时,$PaO_2 \leqslant 6.7$ kPa(50 mmHg)。

2.Ⅱ型呼吸衰竭

$PaO_2 \leqslant 6.7$ kPa(50 mmHg)和(或)$PaCO_2 \geqslant 6.7$ kPa(50 mmHg)。

症状1、2项为必备条件,3、4项为参考条件。无条件做血气时若具备临床指标1、2项,可临床诊断为呼吸衰竭,积极按呼吸衰竭处理。

3.诊断

需要通过临床症状、体征和血气分析综合判断。$PaO_2$降低和急性期$PaCO_2$增高伴 pH 降低是呼吸衰竭诊断的重要指标,可反映通气和氧合状态。$PaCO_2$

显著增高是需要机械通气的指征。

**(四)鉴别诊断**

主要是病因学鉴别。

### 三、治疗

**(一)病因治疗**

最根本的是积极治疗原发病。为排除呼吸道先天畸形,有时还需要请外科或五官科协助诊断治疗。

**(二)综合治疗**

(1)保持患儿安静,减少刺激。注意保暖,注意体位,以保证上呼吸道通畅和便于分泌物引流。

(2)生命体征监护:体温、心率、呼吸、血压、血气、记出入量等。

(3)支持疗法:维持水、电解质平衡及保证营养摄入。①液量:出生后 3 天给予 $60\sim80$ mL/(kg·d),以后逐渐增至 $100\sim120$ mL/(kg·d),需要限液者(如心力衰竭、脑水肿、肺水肿等),给予 $60\sim80$ mL/(kg·d),于 24 小时内均匀输入,注意应随不显性失水的增或减而随时调整液量。②热量:出生后 1 周热量应逐渐达到 $240\sim320$ J/(kg·d),以利于疾病恢复,口服不能满足者应进行静脉营养。

**(三)呼吸管理**

**1.保持呼吸道通畅**

(1)拍背吸痰和体位引流:可清除鼻腔及气道分泌物,防止气道阻塞和肺不张。每 $2\sim4$ 小时翻身、拍背、吸痰一次。在整个操作过程中应注意动作轻柔,并注意供氧和观察患儿的耐受程度。

(2)湿化吸入和雾化吸入:可供给气道水分,防止呼吸道黏膜受损和分泌物干燥阻塞,保持气道通畅。加温湿化用于普通吸氧、鼻塞呼吸机以及机械通气治疗时。超声雾化为间歇应用,每次 $15\sim20$ 分钟,每天 $2\sim4$ 次。

(3)气管插管:在复苏过程中或需要机械通气的危重患儿,需气管插管来建立通畅的气道,并应用机械通气维持其呼吸功能。气管内吸痰应先以复苏气囊加压给氧提高血氧分压,再滴注生理盐水 $0.5\sim1$ mL 后再抽吸,注意气管内吸痰时必须严格无菌操作。

**2.氧疗法**

指征:吸入气体时,$PaO_2$ 持续 $<6.7$ kPa(50 mmHg)。供氧方法有以下 4 种。

(1)鼻导管法:低流量给氧,流量为 0.3～0.6 L/min。缺点是实际的 $FiO_2$ 无法精确估计、鼻翼部疼痛、分泌物阻塞、流量过高引起鼻咽部刺激。

(2)口罩或面罩法:氧流量 1～1.5 L/min,患儿口鼻均可吸入氧气,且比较舒适,但应注意固定好,对准患儿口鼻,另外注意不要压迫损伤面部皮肤。

(3)头罩法:能维持氧浓度相对稳定,又不妨碍观察病情。输入气体要加温湿化。流量需在 5～8 L/min。注意:流量<5 L/min,可致头罩内 $CO_2$ 积聚,流量过大可致头罩内温度下降。在供氧过程中应监测头罩内实际吸入氧浓度,尤其是早产儿,应避免因氧浓度过高而导致氧中毒。

(4)鼻塞持续气道正压法:主要用于肺顺应性降低的肺部疾病、早产儿呼吸暂停及呼吸机撤机后的过渡阶段。

相对禁忌证:①进行性呼吸衰竭氧合不能维持;②中枢性呼吸衰竭;③先天性畸形,如膈疝、后鼻孔闭锁;④未经闭式引流的张力性气胸。

并发症:①鼻塞或导管压迫局部皮肤刺激和损伤;②胃肠胀气;③二氧化碳潴留;④压力过高[>0.8 kPa(8 $cmH_2O$)]可引起心排血量降低并有气压伤的可能。

需要注意的是在氧疗和机械通气过程中应严密监测吸入氧浓度和患儿的血氧分压,尤其是早产儿,避免由于氧中毒导致视网膜病和慢性肺疾病等。一般供氧浓度以能保持患儿的经皮氧饱和度在 88%～92%为宜。

## 四、并发症及处理

### (一)由于缺氧引起

1.新生儿休克

维持血压、改善心功能。可用生理盐水或胶体液扩容,10 mL/kg,在 30～60 分钟内输入,扩容后仍有持续低血压可静脉输注多巴胺 2.5～10 $\mu g/(kg \cdot min)$,有心功能不全者,可加多巴酚丁胺 2.5～10 $\mu g/(kg \cdot min)$;心功能不全,心率增快可加用洋地黄;有心动过缓和(或)心脏停搏时用肾上腺素,稀释成 1∶10 000 (0.1 mg/mL),每次用 0.1 mL/kg,静脉滴注。

2.酸中毒

呼吸性酸中毒可通过改善通气纠正。代谢性酸中毒,在改善通气条件下,可用 5%碳酸氢钠,每次 3～5 mL/kg,用葡萄糖稀释成等张液,在 30～60 分钟内输入,可先给予预计量的 1/2,输注量过大、速度过快可致高钠血症、高渗透压、心力衰竭、脑室内出血。

3.脑缺氧、脑水肿

患儿烦躁不安,应慎用镇静剂;若出现惊厥,在应用止惊药时,需做好呼吸支持;注意液量维持在 $60\sim80$ mL/(kg·d),可给予甘露醇每次 $0.25\sim0.5$ g/kg,$30\sim60$ 分钟输入,根据病情可每天输注2~3次。

4.肾功能损害

出现尿少,应控制液量,呋塞米每次 $1\sim2$ mg/kg,并可用小剂量多巴胺改善微循环、扩张肾血管,剂量 $2.5\sim5$ μg/(kg·min),静脉滴注。

### (二)由于氧中毒引起

1.早产儿视网膜病

规范早产儿用氧,尽可能降低吸入氧浓度,缩短用氧时间,减少动脉血氧分压的波动,积极防治呼吸暂停,治疗代谢性酸中毒,预防贫血,减少输血,预防感染,避免 $PaCO_2$ 过低。

2.慢性肺疾病

与长时间吸入高浓度氧对肺的直接损害有关。一般吸入纯氧≥24 小时或 $FiO_2$≥50％数天即可引起。此外,与正压通气的气压伤、早产儿肺不成熟、感染、液量过多、动脉导管开放及胃食管反流等亦可能有关。患儿表现为呼吸困难、发绀、需长时间吸氧(>28 天)、不能撤离呼吸机、动脉血气显示二氧化碳潴留等,胸部 X 线片(或 CT)有广泛间质改变及小囊泡或肺气肿表现。本病以预防为主。加强胸部物理治疗和支持疗法,可能需要较长时间用氧和呼吸支持,还可试用抗氧化剂、激素、利尿剂等治疗。

### 五、预防

针对病因进行预防,及早进行呼吸支持。

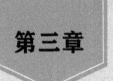

# 第三章　新生儿消化系统疾病

## 第一节　新生儿食管裂孔疝

食管裂孔疝是指胃通过发育异常宽大的食管裂孔突入到胸腔内。像其他部位疝一样，也可以伴有疝囊、回纳，甚至发生嵌闭现象。儿童阶段可以发生在各年龄组，往往以食管下端病损为主。

### 一、病理

按手术所见与病理研究，最重要的异常是裂孔本身（即裂孔）宽大，肌肉环薄细、无力，胃突入到横膈以上胸腔内，绝大多数病例并不伴有疝囊。贲门往往位于横膈以上，呈现各种不同病理类型，某些病例其迷走神经表现为不适当的松弛状态。一般形成裂孔疝需有 3 个因素：①膈肌的结构改变；②支持结构上有萎缩变弱；③腹腔压力增加，失去平衡。儿童裂孔疝多由于先天性膈裂孔发育不全所致。

病理类型主要按裂孔疝本身疝入情况而定，一般分为滑动性食管裂孔、食管旁疝和巨大食管裂孔疝伴短食管。

据报道，大多数新生儿及婴儿裂孔疝是一种滑动性疝，一般无需手术，多可以采用体位治疗。另一类型为非常大的疝，多见于女性患儿，贲门常在胸腔内，频繁呕吐更是作为一种主要症状，可能是由于疝内胃血管出血（充血）。胸腔内胃可以有一个小的憩室，也可以发生食管狭窄合并各种类型的消化性溃疡，形成一个局部狭窄环。

### 二、临床表现

由于许多新生儿仅伴有小裂孔疝，症状不典型，往往表现为频繁呕吐或在

X线检查中才发现有裂孔疝的存在,据文献报道,此病有地区差别,男女之比约为3∶1。

典型病史为自出生后出现呕吐,80%病例是在出生后1周内,另约15%于1个月内出现。一般呕吐量大、剧烈,大多数病例呕吐物含血性物,往往患儿母亲描述呕吐物是棕褐色或巧克力色。大出血少见,胆汁样呕吐物亦罕见。

在无症状裂孔疝中,吞咽困难症状不太常见,大量呕吐以后反而十分愿意摄入食物。吞咽中出现不适和烦躁通常提示在食管有狭窄与溃疡形成。一半以上患儿诉上腹部与剑突区有疼痛感。

贫血是由于出血及营养不良而致,贫血程度往往与食管炎严重程度有关。合并其他先天性畸形情况如下。

(1)先天性幽门肥厚性狭窄:据英国资料统计,150例儿童食管裂孔疝中,新生儿组、婴儿组发现有先天性幽门肥厚性狭窄者5例。

(2)偏头痛和周期性发作综合征:Bonham-Carter提出一组中有12例裂孔疝发生偏头痛和周期性呕吐。

(3)声门或气管异常:少数文献报道有这种异常情况。

(4)智力发育延缓:据一组资料分析,150例中有12例伴有智力发育障碍,其中2例伴苯丙酮尿症、3例伴糖尿病和7例伴Down症。除上述情况外,因食管裂孔疝可以合并食管下端炎性改变,又可因呕吐误吸入肺部而导致吸入性肺炎。极个别严重病例可发生纳入胸腔的胃或肠管嵌闭梗阻,甚至组织坏死。

三、诊断

临床上对十分可疑病例行X线检查即可获得明确诊断,但有时需要反复多次才能确诊。当胃内充满气体或咳嗽时,有一定量的反流,这在出生后的几个月是正常的。如持续性反流则怀疑裂孔疝可能,可做X线检查。

放射学检查主要是提示部分胃组织通过食管裂孔进入到胸腔,某些患儿甚至可见腹腔其他脏器组织也可随疝入胸腔。

也有一些征象可作为滑动性食管裂孔疝的参考,如胃食管反流,食管胃角变钝,胃食管前庭上移和增宽,胃食管前庭段呈尖幕状,贲门以上管道黏膜纹增粗、扭曲和存在食管炎等。如出现这些征象,应做仰卧头低足高位检查,以提高检出率。

此外,食管动力学检查及食管pH 24小时监测、食管内镜等也是辅助了解病况的检查方法。

## 四、治疗

新生儿期大多数滑动性食管裂孔疝(约占 90%)可以经非手术治疗而得到缓解,包括半坐卧位、少量多次喂养及增加营养等方法。而食管裂孔旁疝、经非手术治疗未得到缓解且伴严重症状的滑动性食管裂孔疝,则往往需要外科手术加以治疗。

非手术治疗原则是降低腹压、防止反流和药物治疗,后者主要包括抗酸药、抗胆碱药及镇痛解痉药等。儿童食管裂孔疝除一部分轻中型滑动性食管裂孔疝外,均需要行手术修补纠治。

(1)手术适应证:①有并发症的裂孔疝患者,如严重的食管炎、溃疡、出血、狭窄、脏器嵌顿和膈部并发症者;②食管旁疝和巨大裂孔疝者;③经内科正规治疗无好转者等。

(2)手术选择的原则:①贲门复位,使腹段食管回复到膈下正常位,且保留一段正常腹段长度,一般随儿童年龄而长度不一(1～3.5 cm),达到能对抗腹内压的目的,这是贲门关闭的重要机制之一;②胃固定在腹腔,固定方法多种多样,如 Hill 提出的背侧胃固定术;③建立或(和)恢复抗胃食管反流机制,除了上述膈下腹段食管有足够长度外,还要有锐性 His 角,甚至有一部分学者提出加做 Nissen 胃底折叠术,以达到抗反流目的;④将扩大的裂孔缩小,主要缝合左右膈肌脚。目前常用手术方法是经腹裂孔疝修补术,其优点不但可达到上述原则的要求,还可以探查腹腔内其他脏器有否畸变病损,在护理上也较经胸径路手术方便一些。

(3)手术结果:裂孔疝修补术后应随访,除了临床症状有无缓解外,还应做 X 线检查,特别注意有无反流,要做食管动力学测定和食管 pH 24 小时监测,对比术前检查情况,以明确裂孔疝修补术抗反流的改善情况。据文献统计,术后复发率在0.98%～4%。儿童裂孔疝修补术的早期术后并发症主要是肺部并发症,包括肺炎、肺不张、肺脓肿和哮喘病及其他感染,如切口感染、脓胸、膈下脓肿和腹膜炎等。晚期并发症除了疝复发和胃食管反流外,常见的是气胀综合征,即不能打嗝和呕吐,其原因可能与手术中损伤迷走神经有关。故在手术中做食管下端分离折叠术时,有相当一部分临床医师喜欢加做幽门成形术,减少胃排空阻力,以利于缓解症状。当复发时,需再次手术行裂孔疝修补术,复发大多数是由于裂孔未能关闭到适当程度或缝合线撕裂。出现食管胃连接处狭窄,可以通过食管扩张得以解决。

严重的食管狭窄可做狭窄段切除食管-食管端端吻合术、食管狭窄松解补片（结肠补片、人工生物合成补片）术、代食管手术等。

# 第二节　新生儿咽下综合征

咽下综合征在新生儿期比较多见，主要特点为新生儿出生后即出现呕吐，进食后呕吐加重，呕吐内容物为羊水，也可带血，持续1～2天后多自愈。

## 一、病因及发病机制

在分娩过程中，胎儿如吞入羊水量过多，或吞入被胎粪污染或已被感染过的羊水，或含较多母血的羊水，均可刺激新生儿的胃黏膜而引起呕吐。

## 二、诊断

### （一）症状

常于出生后尚未吃奶即开始呕吐，吐出物呈泡沫黏液样，有时带绿色（为被胎粪污染的羊水），有时含咖啡色血样物。开始喂奶后呕吐常加重，吃奶后即吐出。但一般情况较好，无呛咳，也无发绀等症状。胎便排出正常，有时可排黑便，大便潜血阳性。

### （二）体征

一般腹部不胀，看不到胃型或肠型，也无其他异常体征。通常在1～2天内，将咽下的羊水及产道内容物以及血液吐净后，呕吐即停止。

### （三）鉴别诊断

吐血量多时需与新生儿自身消化道出血相鉴别，如新生儿应激性溃疡，新生儿出血症也可有呕血症状。可做抗碱血红蛋白试验，取患儿呕吐物或大便中血性标本，加水搅匀，使之溶血，沉淀后，取上清液5份，加1％氢氧化钠1份。1～2分钟后观察，若呈棕黄色，表示血液来自母体，因成人血红蛋白遇碱则变性。若呈红色，表示血液来自新生儿本身，因新生儿血以胎儿血红蛋白为主，具有抗碱性，不变色。经以上试验，如证明为母血，可确诊为本病。

## 三、治疗

此病一般不需治疗，吞入液体吐净后，1～2天内自愈。呕吐重者可用1％碳酸氢钠溶液或1/2张温盐水洗胃，洗1～2次后，呕吐即可停止。

## 第三节　新生儿胃穿孔

新生儿胃穿孔在临床上较少见,但病情极为严重,往往发现时已是严重的腹膜炎、感染性休克,死亡率为 30％～50％。

### 一、病因

其病因尚不明确,有学者认为与胚胎发育异常导致胃壁肌层先天性缺损、胃壁局部缺血和胃内压增高等有关。

#### (一)胚胎发育异常

在胚胎发育过程中,来自中胚叶的胃壁环肌发生最早,始于食道下端,逐渐向胃底和大弯部延伸,至胚胎第 9 周出现斜肌,最后形成纵肌。如果在此过程中出现发育障碍或血管异常,则可形成胃壁肌层的缺损。

#### (二)胃局部缺血

在出生前或分娩过程,如发生呼吸障碍、低体温和低氧血症时,为保证生命重要器官(如大脑、心脏)的供血供氧,体内可出现代偿性血液的重新分布,致使胃肠道血液供应明显减少。胃缺血后发生坏死,病理检查时发现局部无胃壁肌肉结构。

#### (三)胃内压增高

也有学者认为胃内压升高可促使贲门部和胃大弯部异常扩张,导致胃肌层断裂而穿孔。这种情况往往发生于分娩后窒息或呼吸障碍时,采用面罩加压呼吸或鼻管供氧时,胃内压力迅速增高,致使胃壁变薄,发生破裂。

#### (四)医源性损伤

新生儿特别是早产儿胃壁组织薄而嫩,在进行胃肠减压或鼻饲插管时,如所用管子放置不当或过于坚硬,也会造成胃壁损伤以致穿孔。

### 二、病理

胃破裂穿孔部位多位于胃前壁大弯侧近贲门部,极少数病例为胃后壁穿孔。穿孔大小不一,穿孔边缘组织往往不规则,呈青紫色或黑色。穿孔主要病理变化是胃壁肌层广泛缺损、坏死,穿孔边缘无肌纤维,黏膜下肌层菲薄,胃腺发育不良或缺如,腹腔内有继发性腹膜炎的病理改变。

### 三、临床表现

在穿孔发生前无明显的临床症状,部分病例早期表现为拒奶、呕吐、精神萎靡、哭声无力及嗜睡,有正常的胎便排出。穿孔往往发生于出生后开始进奶的3～5天,由于大量气体进入腹腔,横膈抬高,影响肺部气体交换,患者突然出现呼吸急促、发绀,同时胃液和奶液进入腹腔,毒素吸收,情况迅速恶化,出现面色苍白、体温不升、脉搏快而弱、四肢花纹等中毒性休克的征象,未成熟儿多见。

体格检查见腹部高度膨隆,呈球形,腹壁静脉怒张,腹壁、阴囊或阴唇处均有水肿,新生儿脐周腹壁最薄,故常表现为脐周红肿;腹肌紧张,伴有压痛或触之表情怪异;肝浊音界和肠鸣音消失;腹水时有移动性浊音。

### 四、辅助检查

(1)血 pH 和电解质紊乱,表现为严重的代谢性酸中毒、低钾血症。

(2)腹腔穿刺可吸出大量的气体、液体,甚至含奶的腹腔渗液,晚期为脓液,涂片可见革兰氏阴性杆菌。

(3)X 线检查可见膈肌升高,腹腔内有大量游离气体。整个腹腔可成一个大的气液平面,见不到胃泡影,插入胃管减压时,有时可进入腹腔,抽出大量气体,并见腹内气体减少。

### 五、诊断要点

在胃穿孔前作出诊断比较困难,新生儿第1～3天内突然出现呕吐、腹胀、拒奶或精神萎靡就应考虑本病而停止喂奶。如果体征有明显腹胀,腹壁、阴囊或阴唇处水肿,脐周红肿,肝浊音界和肠鸣音消失等腹膜炎体征,就应立即行 X 线检查,膈下大量游离气体和胃泡消失,可考虑本病。腹腔穿刺可帮助诊断,并能减轻腹胀,以改善呼吸。

### 六、治疗

本病较少见,常在发生胃穿孔后才就诊。穿孔后,患儿迅速出现严重的腹膜炎、败血症和呼吸功能衰竭,病死率很高。

#### (一)术前准备

原则为积极改善呼吸、纠正酸中毒及控制中毒性休克。

(1)入院后一旦确定穿孔,立即行胃管减压。

(2)输液量为 $20\sim30$ mL/(kg·h),术前共补充液体 75 mL/kg,其中胶体

10～20 mL/kg,如出现血压波动或有休克的临床征象,给予多巴胺或多巴酚丁胺以维持血压并保护肾功能,同时置导尿管以观察尿量。

(3)应用抗生素、给氧、纠正酸中毒及置暖箱保温等。供氧时不宜用正压,以防更多的气体进入腹腔,腹胀明显并影响呼吸时腹腔穿刺减压。

(4)对于有呼吸困难、青紫、经皮氧分压低于85%的患儿,应考虑进行气管插管、呼吸机辅助呼吸,近年来的资料显示,对于此类患者术前术后进行早期、正确的呼吸管理,可大大降低死亡率。

(5)经术前准备3～4小时,血 pH＞7.3,尿量＞1 mL/(kg·h),即可考虑进行手术治疗,如患儿一般情况尚好,无明显休克征象,也需要进行1～2小时的术前准备,以保证术中循环的稳定。

**(二)手术**

手术方法为修补穿孔。采用气管插管全身麻醉,脐上腹横切口逐层进腹,探查胃穿孔的部位和范围,并了解有否其他肠道畸形存在。因胃壁肌层缺损的范围较广泛,穿孔边缘往往仅有黏膜和浆膜层,所以要将坏死、薄弱和不正常的胃壁全部切除,切除边缘应有新鲜血液流出,然后全层缝合,再行浆肌层内翻缝合,并用周围大网膜覆盖。绝大部分病例经此方法修补均可成功,小部分病例因胃壁肌层缺损范围过大,需行胃部分切除或全胃切除。手术后用大量温盐水冲洗腹腔,并放置腹腔引流。

**(三)术后处理**

手术后的主要并发症是感染及中毒性休克,多数死亡病例术后因腹膜炎而迅速发展为败血症,继而出现肾衰竭、呼吸衰竭和弥散性血管内凝血,故术后的抗休克治疗和持续呼吸机辅助呼吸极为重要。同时持续胃肠减压,待肠蠕动恢复后去除胃管。开始喂小量糖水,若无呕吐及腹胀加重,即可开始少量喂奶,逐渐增加到正常量。须继续应用广谱抗生素,直至伤口愈合,给予支持疗法,注意保暖,按新生儿常规精心护理。

# 第四节　新生儿坏死性小肠结肠炎

新生儿坏死性小肠结肠炎(neonatal necrotizing enterocolitis,NEC)是新生

儿尤其是早产儿常见的消化道急症,早产儿、小于胎龄儿发病者较多,多在出生后24小时～10天内发病,以出生后3～10天为发病高峰期。

## 一、病因

一般认为是由多因素综合作用所致。

(1)早产儿肠道功能不成熟、血供调节能力差、胃酸低、肠蠕动弱、食物易滞留及发酵,致病菌易繁殖,肠道对各种分子和细菌的通透性高,肠道内分泌型IgA低下,易受到细菌的侵入。

(2)感染及其炎症反应:内毒素、前列腺素、白三烯等多种炎症介质参与NEC的发病过程。

(3)窒息、呼吸窘迫、休克等均可引起肠壁的缺氧缺血和再灌注损伤。

(4)人工喂养儿肠黏膜缺乏肠道内分泌型IgA保护,容易受细菌的侵袭。

(5)高渗溶液对肠黏膜的直接损害。

(6)其他疾病,如新生儿肺炎、败血症、低血糖、酸中毒等均可引起肠黏膜的损伤而诱发本病。

## 二、诊断

### (一)临床表现

较多发生在出生后3～10天,其起病形式不一。大多表现为腹胀、肠麻痹、胃潴留增加,可伴有体温不稳、呼吸暂停、心动过缓等非特异性症状;有少数起病急骤,表现为呼吸衰竭、循环衰竭、便血、腹膜炎及弥散性血管内凝血。

目前NEC的临床分期主要参照Bell分期标准。

1.第一期

可疑NEC:症状较轻。腹胀、胃潴留增加,对食物不耐受,可伴有体温不稳、呼吸暂停、心动过缓,腹部X线片可见肠道充气、功能性改变、无肠壁囊样积气。

2.第二期

可确诊NEC:症状同第一期。大多有便血及呕血,腹胀更明显,有的患儿有代谢性酸中毒及血小板计数减少,X线片可见肠壁囊样积气。

3.第三期

重型NEC:生命体征不稳定(全身炎症反应综合征、低血压、心动过速或过缓、呼吸暂停、低体温)、代谢性酸中毒、弥散性血管内凝血、中性粒细胞减少、毛细血管渗出和多器官功能不全。病情突然恶化往往提示肠穿孔,若出现高度腹胀、腹壁红肿或极度腹壁压痛,常提示腹膜炎。

**(二)辅助检查**

**1.实验室检查**

(1)血常规及 CRP:白细胞计数可以正常、升高或降低。血小板多降低,约半数患儿血小板计数低于 $60 \times 10^9/L$,血小板降低者病死率高。CRP 多数升高。

(2)大便常规:镜检可见红细胞、白细胞、潜血试验阳性。

(3)血气分析:可有代谢性酸中毒,病情严重者呼吸性酸中毒及 $PaO_2$ 降低。

(4)细菌培养:血、粪、腹腔穿刺液可培养出相应细菌。1/3 患儿血培养阳性。

(5)其他检查:目前进行的呼吸道氢气、尿液血液中 D 乳酸盐,粪便中 $\alpha_1$-抗胰蛋白酶含量测定有助于 NEC 的诊断。

**2.X 线检查**

NEC 的早期 X 线表现不典型,主要以动力性肠梗阻表现为主,小肠充气扩张且分布不均匀,部分小肠祥表现为无特征性地展开,部分肠管呈连续管型,一旦怀疑本病应立即拍腹部 X 线片,并每 8～12 小时复查 1 次,动态观察变化,典型征象如下。

(1)肠胀气:小肠为主,有多个液平面(立位腹平片),肠曲间距增宽。

(2)肠壁囊样积气:肠壁黏膜下层及浆膜下可见多囊状、泡沫状、线状、环状透亮影,为较特征性改变,肠祥固定表明该段肠壁病变严重。

(3)门静脉积气:自肝门向肝内呈树枝状透亮影,可在 4 小时内消失,提示预后不良。

(4)腹膜外积气或胃壁积气:有时可见。

(5)可有腹水或气腹影,仰卧位水平透照可显示并发肠穿孔所致的游离气体。

(6)如果出现肠祥固定扩张,提示肠道全层坏死,动力消失。

**3.腹部 B 超**

腹部 B 超可见肠壁增厚、肠壁积气、门静脉积气、腹水和胆囊周围积气。

**(三)治疗**

**1.基本处理**

凡考虑为 NEC 时下列各点为基本处理方法。

(1)禁食,胃肠减压。

(2)密切观察生命体征及腹围变化。

(3)观察胃肠道出血情况(胃肠减压吸出血性液体及便血)。

(4)每6～8小时行腹部 X 线检查,待病情好转后检查间隔时间可延长。

(5)抗生素常选用氨苄西林及庆大霉素,厌氧菌感染用甲硝唑。

(6)维持水、电解质、酸碱平衡。

(7)抽血送培养,必要时行大便培养。

(8)随访血常规、血小板、电解质、血浆蛋白及血气分析。

(9)纠正贫血,血细胞比容保持在 0.4 左右。

2.其他处理

(1)第一期(可疑 NEC)的细菌培养若阴性,小儿一般情况也恢复正常,且腹部平片也正常,则处理3～4天后可停用抗生素并开始恢复进食。可先试喂 5% 糖水,无呕吐及腹胀再喂少量稀释的乳汁,若能耐受逐渐增加摄入量。若有呕吐、腹胀等症状,则应暂停哺乳一次,然后再减量试喂。

(2)第二期除上述基本处理外,抗生素应用一般不少于 10 天,禁食也在 10 天以上,当腹部平片恢复正常后 7 天可开始进食,注意点同上。有的患儿因病变较广泛,恢复期出现继发性乳糖酶缺乏,进食乳品后出现腹胀、腹泻,应暂时改为不含乳糖的代乳品。禁食期间予静脉营养,缺氧时供氧。

(3)第三期除上述处理外,要加强呼吸管理,必要时给予机械通气。由于感染重、肠壁水肿、腹腔渗出,要重视补液,输血浆 10 mL/kg 以维持血容量,血压下降时除补充血容量外,尚可滴注多巴胺 $5 \sim 10 \mu g/(kg \cdot min)$。当 $PaO_2$、$PaCO_2$ 正常而代谢性酸中毒不能纠正时,要考虑血容量不足。

凡是考虑肠穿孔、右下腹部块状物、腹壁红肿或经内科保守治疗无效者,均应请外科医师会诊。

### 三、预防

(1)预防早产、防止感染。

(2)重视并正确处理诱发坏死性小肠结肠炎的因素,如围生期窒息、感染、红细胞增多症、脐动脉插管等。

(3)提倡母乳喂养。

(4)肠道酸化处理。

(5)使用肠道微生态制剂。

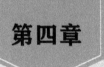

# 第四章　小儿神经系统疾病

## 第一节　癫　痫

癫痫是一种以具有持久性地产生癫痫发作的倾向为特征的慢性脑部疾病。癫痫不是单一的疾病实体，而是一种有着不同病因基础、临床表现，但以反复发作为共同特征的慢性脑功能障碍。癫痫发作是指脑神经元异常过度、同步化放电活动所造成的一过性临床症状和（或）体征，其表现取决于同步化放电神经元的放电部位、强度和扩散途径。癫痫发作不能等同于癫痫，前者是一种症状，可见于癫痫患儿，也可以见于非癫痫的急性脑功能障碍，例如病毒性脑炎、各种脑病的急性期等，而后者是一种以反复癫痫发作为主要表现的慢性脑功能障碍性疾病。

癫痫是儿童最常见的神经系统疾病，我国癫痫的整体患病率在 7‰，其中大多数在儿童时期起病。随着临床与脑电图、病因学诊断水平的不断提高，特别是随着影像学、分子遗传学技术及抗癫痫药物的不断发展，儿童癫痫的诊断和治疗水平不断提高，总体来讲，70%～80% 的患儿可获完全控制，其中大部分甚至能停药后 5 年仍不复发，能正常生活和学习。

### 一、病因

癫痫根据病因可分为 3 类：①特发性（原发性）癫痫，是指脑部未能找到有关的结构变化和代谢异常的癫痫，而与遗传因素有较密切的关系；②症状性（继发性）癫痫，即具有明确脑部病损或代谢障碍的癫痫；③隐源性癫痫，是指虽怀疑为症状性癫痫，但尚未找到病因的癫痫。

国际抗癫痫联盟近期将癫痫的病因重新分为 6 类：遗传性、结构性、代谢性、免疫性、感染性和其他(不明)原因。其目的是便于研究疾病及帮助判断预后等，但是目前尚未得到广泛认可。

根据临床实际，对于引起癫痫的病因详述如下。

**(一)遗传因素**

癫痫遗传方式较复杂，包括单基因遗传(符合孟德尔遗传方式)、复杂遗传(多基因遗传)、DNA结构异常或拷贝数变异(copy number variation，CNV)。近年来有关癫痫基因的研究取得了较大进展，已有30余个基因被证明是单基因遗传癫痫的致病基因，这些基因多与离子通道有关，相关癫痫表现既可以是预后良好的，如家族性新生儿良性癫痫，也可以是临床预后不好的，如Dravet综合征(既往称为婴儿严重肌阵挛癫痫)。CNV所致的癫痫表现也是多样的。复杂遗传性癫痫则多表现为发病率较高的特发性癫痫综合征，绝大多数预后良好，除了癫痫之外，无其他神经系统及其他系统的异常。

**(二)脑部病变或代谢异常**

先天性或后天性的脑损害，均可能成为症状性癫痫的病因。

(1)脑发育异常，如脑回畸形、胼胝体发育不全、灰质异位症、神经皮肤综合征、先天性脑积水、遗传代谢病或染色体病引起的脑发育障碍等。

(2)脑血管疾病，如颅内出血、血栓、栓塞、血管畸形、血管炎等。

(3)感染，如病毒、细菌、寄生虫引起的颅内感染。

(4)外伤产伤或出生后外伤。

(5)中毒、脑缺血缺氧或代谢异常。

(6)颅内占位病变，如肿瘤、囊肿、结核瘤、寄生虫等。

(7)变性疾病，如各种累及脑神经元的遗传变性病等。

**二、临床表现**

癫痫的临床表现主要是癫痫发作，然而近年来的研究已经充分证明癫痫不仅是临床发作，而且常常伴有各种神经行为共患病，包括认知障碍、精神疾病及社会适应性行为障碍。因此，也有学者提出了癫痫实际上是一种以癫痫发作为主，同时可以伴有各种程度轻重不一的神经行为共病的谱系疾病。

**(一)癫痫发作**

癫痫发作的临床表现取决于同步化放电的癫痫灶神经元所在脑部位、放电强度和扩散途径。1981年国际抗癫痫联盟根据临床发作的表现和脑电图改变，制定了癫痫发作的分类方案。2001年5月,此联盟对癫痫发作的分类又提出了新的建议,将癫痫发作分为自限性和持续性两大类,每类中又包括局灶性发作和全面性发作。在局灶性发作中不再分为单纯性和复杂性,也未列出自主神经性发作。同时对发作形式做了新的补充,如负性肌阵挛、抑制性运动发作等。目前在国内临床上此新分类尚未被广泛接受、应用。

常见的发作类型如下。

**1.局灶性发作**

神经元过度放电起始于一侧大脑的某一部位,临床表现开始仅限于身体的一侧。

(1)单纯局灶性发作类型如下。①运动性发作:多表现为一侧某部位的抽搐,如肢体、口角、眼睑等处;也可表现为旋转性发作、姿势性发作或杰克逊发作等。②感觉性发作:表现为发作性躯体感觉异常或特殊感觉异常。

(2)复杂局灶性发作:发作时伴有不同程度的意识障碍,可有精神症状,反复刻板的自动症,如吞咽、咀嚼、舔唇、拍手、摸索、自言自语等。

(3)局灶性发作演变为全面性发作:由简单局灶性或复杂局灶性发作泛化为全面性发作,也可先由单纯局灶性发作发展为复杂局灶性发作,然后继发全面性发作。

**2.全面性发作**

发作一开始就有两侧半球同时放电,发作时常伴有意识障碍。

(1)失神发作:以意识障碍为主要症状。典型失神发作时起病突然,没有先兆,正在进行的活动停止,两眼凝视,持续数秒钟恢复,一般不超过30秒,发作后常可继续原来的活动,不能回忆发作。失神发作常发作频繁,每天数次至数十次,甚至上百次。发作时脑电图示两侧对称、同步、弥散性3 Hz的棘慢复合波,过度换气时容易诱发。

(2)强直-阵挛发作:发作时意识突然丧失,全身肌肉强直收缩,也可尖叫一声突然跌倒、呼吸暂停、面色发绀、双眼上翻、瞳孔散大、四肢躯干强直,有时呈角弓反张状态。持续数秒至数十秒钟进入阵挛期,出现全身节律性抽搐,持续30秒或更长时间逐渐停止。阵挛停止后患儿可有尿失禁。发作后常表现为头痛、嗜睡、乏力,甚至在完全清醒前可出现自动症,称之为发作后状态。脑电图在强直期表现为每秒10次或10次以上的快活动,频率渐慢,波幅渐高;阵挛期除高幅棘波外,间断出现慢波。发作间期可有棘-慢波、多棘-慢波或尖慢波。

(3)强直性发作:表现为持续(5~20秒或更长)而强烈的肌肉收缩,使身体固定于某种特殊体位,如头眼偏斜、双臂外旋、呼吸暂停、角弓反张等。发作时脑电图为低波幅(10 Hz 以上)的快活动或快节律多棘波。

(4)阵挛性发作:肢体、躯干或面部呈节律性抽动。发作时脑电图为 10 Hz 或 10 Hz 以上的快活动及慢波,有时为棘-慢波。

(5)肌阵挛发作:表现为某部位的肌肉或肌群,甚至全身肌肉突然快速有力地收缩,引起肢体、面部、躯干或全身突然而快速地抽动。可单个发生,也可为连续的发作。发作时脑电图为多棘-慢波或棘慢、尖慢综合波。

(6)失张力发作:发作时由于肌张力的突然丧失而引起全身或者部分出现沿重力作用方向的跌倒发作,可表现为头下垂、双肩下垂、屈髋屈膝或跌坐/跌倒。脑电图在发作时为全导多棘-慢波或棘-慢波。

**(二)癫痫综合征及癫痫分类**

癫痫综合征指由一组具有相近的特定临床表现和电生理改变的癫痫(即电-临床综合征)。临床上常结合发病年龄、发作特点、病因学、伴随症状、家族史、脑电图及影像学特征等所有相关资料,综合做出某种癫痫综合征的诊断。明确癫痫综合征对于治疗选择、判断预后等方面都具有重要指导意义。但是,需要注意的是,并不是所有癫痫都可以诊断为癫痫综合征。

1985 年,国际抗癫痫联盟在临床发作分类的基础上,综合病因、起病年龄、预后及转归以及脑电图特征,将癫痫与癫痫综合征进行了分类,1989 年重新修订,此分类目前仍然广泛应用于癫痫临床工作。2001 年以来,此联盟不断对癫痫的分类体系进行修订,从而使癫痫与癫痫综合征的分类得到不断更新发展。由于新的分类现在还未完全定型及被广泛应用于临床,故此处仅介绍 1989 年的综合征分类。

**1.伴中央-颞区棘波的儿童良性癫痫**

儿童癫痫最常见的类型之一,占儿童癫痫的 20%。发病年龄为 2～14 岁,5～10 岁多见,9～10 岁是高峰,男孩多于女孩。发作与睡眠关系密切,75%的患儿只在睡眠中发作,多在入睡后不久或清晨要醒时出现。发作形式为局灶性发作,开始症状多局限于口面部,表现为一侧口角抽动,咽部、舌及颊部感觉异常,喉头异常发声,唾液不能吞咽而外流。患儿意识清楚,但不能言语。同侧面部的抽动可扩展到同侧上肢,可泛化为全面性发作而致意识丧失。大多患儿发作持续时间较短,发作频率不一,但通常不频繁。发作间期脑电图背景波正常,在中央区和颞中区出现负性、双向或多向的棘波或尖波,或棘慢综合波,入睡后癫痫样放电增加。该病神经系统影像学检查正常,大多数不影响智力发育,预后良好,16岁前95％以上患儿发作停止。临床上也存在变异型,表现较复杂,脑电图癫痫放电显著增多,出现睡眠期癫痫性电持续状态,可伴有睡眠中发作明显增多或者出现清醒期发作(包括新的发作类型,如负性肌阵挛发作),对认知功能可能产生一定影响,虽然其癫痫发作及癫痫性放电到青春期后仍然可以缓解,但是部分患儿可遗留认知功能障碍。

**2.婴儿痉挛**

本病又称West综合征,主要特点为婴儿期起病、频繁的痉挛发作、脑电图出现高度失律和智力发育障碍。4～8个月发病者最多,发作时表现为两臂前举,头和躯干前屈,似点头拥抱状,少数患儿可呈头背后屈状。患儿常成簇发作,思睡或刚醒时容易连续发生,发作时有时伴喊叫、哭吵或痛苦状,发作间期脑电图示不对称、不同步,并伴有暴发抑制交替倾向的高幅慢波,杂以多灶性尖波、棘波或多棘波,即高度失律。该病大多可找到病因,如遗传代谢病(常见于苯丙酮尿症)、脑发育异常、神经皮肤综合征(主要是结节性硬化)或其他原因引起的脑损伤,常合并严重的智力和运动发育落后,后期易转为Lennox-Gastaut综合征或其他形式的发作。

**3.儿童失神癫痫**

3～13岁起病,5～9岁多见,女孩多于男孩,与遗传有关。特征是频繁发作的短暂失神,不跌倒,仅持续数秒钟,一般不超过30秒,无发作后症状。典型脑电图异常表现为全导同步的3 Hz棘-慢波。该病易于控制,预后良好。

### 三、诊断

癫痫的诊断分为4个步骤:①判断临床发作是否为癫痫发作。许多非癫痫性的发作在临床上需与癫痫发作相鉴别;②在诊断为癫痫发作的基础上根据临床发作和脑电图表现,对癫痫发作类型进行分类;③根据患儿的临床发作、脑电图特征、神经影像学、年龄、预后等因素,对癫痫的病因进行分析,并对癫痫综合征、癫痫相关疾病等进行诊断;④应对患儿的个体发育及相关脏器功能等进行检查和整体评估。

#### (一)病史与体格检查

病史包括发育历程、用药史、患儿及家庭惊厥史。惊厥的描述应首先关注发作的起始表现,还需描述整个发作过程及发作后的表现、发作的环境及其促发因素等,最好让患儿家长模仿发作或用家庭摄像机、手机记录发作过程。临床体格检查应包括整个神经系统、心肺腹查体及视觉、听觉检查等。

### (二)脑电图

脑电图是癫痫患者的最重要检查,对于癫痫的诊断及发作类型、综合征分型都至关重要。癫痫的脑电图异常分为发作间期和发作期,发作间期主要可见到棘波、尖波、棘-慢波、尖慢波、棘波节律等,发作期可以看到一个从开始到结束的具有演变过程的发作性脑电图异常事件,可以是全导弥散性的(全面性发作)或者局灶性的(局灶性发作)。但应注意在 $5\%\sim8\%$ 的健康儿童中可以出现脑电图癫痫样异常放电,由于没有临床发作,此时不能诊断癫痫,但应密切观察,临床随访。剥夺睡眠、光刺激和过度换气等可以提高癫痫性脑电异常发现率,因而在儿童脑电图检查中经常用到。视频脑电图可以直接观察到发作期的实时脑电活动,对于癫痫的诊断、鉴别诊断具有重要意义。

### (三)影像学检查

#### 1.CT 与 MRI

目的是发现脑结构的异常。头颅 MRI 在发现引起癫痫的病灶方面具有更大的优势。皮质发育异常是引起儿童症状性癫痫最常见的原因,对于严重/明显的脑结构发育异常,出生后早期头颅 MRI 即可发现,但是对于小的局灶皮质发育不良,常常需要在 1.5 岁后头颅 MRI 才能发现,因此,如果临床高度怀疑存在皮质异常,并在 1.5 岁之后复查头颅 MRI。

#### 2.功能性神经影像

主要针对需癫痫手术的患儿,评估不同脑区功能。这一技术因需要良好的技术和患者主动配合,因此只能用于 8 岁以上智力基本正常的患儿。

#### 3.正电子体层扫描

其是一种非侵入性的脑功能影像学检查方法,在定位癫痫灶中具有较高的特异性和准确度。发作间期的癫痫灶呈葡萄糖低代谢。

#### 4.单光子发射计算体层扫描

测定局部脑血流,癫痫起源病灶在发作期显示血流增加而在发作间期显示血流减低。发作期行此检查对于癫痫灶的确定具有重要价值。

### (四)其他实验室检查

主要是癫痫的病因学诊断,包括遗传代谢病筛查、染色体检查、基因分析、血生化、脑脊液等,必要时根据病情进行选择。

### 四、鉴别诊断

儿童癫痫应注意与其他发作性疾病鉴别,包括低血糖症(尤其需要高度重视)、屏气发作、晕厥、睡眠障碍、儿童癔症性发作、偏头痛、抽动障碍等。

## 五、治疗

### (一)治疗原则

癫痫的治疗原则首先应该强调以患者为中心,在控制癫痫发作的同时,尽可能减少不良反应,并且应强调从治疗开始就应该关注患儿远期整体预后,即最佳的有效性和最大的安全性的平衡。理想的目标不仅是完全控制发作,而且是使患儿达到其能够达到的最好的身心健康和智力运动发育水平。因此,癫痫临床处理中既要强调遵循治疗原则(指南),又要充分考虑个体性差异,即有原则的个体化的治疗。

1.明确诊断

正确诊断是合理治疗的前提,由于癫痫的临床症状纷繁复杂,因此诊断需要尽可能细化、全面,比如是否为癫痫,癫痫发作的分类,癫痫综合征的分类,癫痫的病因、诱发因素等。在治疗过程中还应不断修正完善诊断,尤其是当治疗不顺利时,应特别强调重新审视初始诊断是否正确,包括癫痫诊断是否成立,发作或癫痫综合征病因学诊断分类是否正确,如不能及时修正诊断,常导致长期的误诊误治。并要积极寻找可治疗的病因。

2.明确治疗的目标

当前癫痫治疗主要还是以控制癫痫发作为首要目标,但是应该明确的是,癫痫治疗的最终目标不仅仅是控制发作,更重要的是提高患者生活质量,保障患儿正常生长发育、降低患者致残程度,尽可能促进其获得正常的社会生活(包括学习)。

3.合理选择处理方案

由于癫痫病的病因学异质性很高,因此目前治疗方法多样,包括抗癫痫药治疗、外科切除性治疗、外科姑息性治疗、生酮饮食治疗、免疫治疗等。抗癫痫药物治疗仍然是绝大多数癫痫患儿的首选治疗。选择治疗方案时,应充分考虑癫痫病(病因、发作或综合征分类等)的特点、共病情况及患儿的个人、社会因素,进行有原则的个体化综合治疗。寻找可治疗的病因,并予以针对性治疗。需要强调的是,癫痫治疗并不一定都是顺利的,因此初始治疗方案常常需要随着治疗反应,在治疗过程中不断修正,或者进行多种治疗手段的序贯联合治疗。

4.恰当的长期治疗

癫痫的抗癫痫药物治疗应当坚持长期、足疗程的原则,根据不同的癫痫病因、综合征类型、发作类型及患儿的实际情况选择合适的抗癫痫药疗程。

5.保持规律健康的生活方式

与其他慢性疾病的治疗一样,癫痫患者应保持健康、规律的生活方式,尤应注意避免睡眠不足、暴饮暴食及过度劳累,如有发作诱因,应尽量祛除或者避免。在条件许可的情况下,尽量鼓励患儿参加正常的学习生活,但是要注意避免意外伤害的发生,比如溺水、交通事故等。

**(二)抗癫痫药物治疗**

*1.抗癫痫药物的使用原则*

抗癫痫药物治疗是癫痫的最主要治疗方法。规律合理地应用抗癫痫药物能提高治疗的成功率。药物治疗的基本原则:①应该在充分评估患儿本身及其所患癫痫的情况,并且与患儿及其家长充分沟通后,选择合适时机开始抗癫痫药物治疗;②要根据发作类型、癫痫综合征及共病、同时服用的其他药物及患儿及其家庭的背景情况来综合考虑,能够诊断癫痫综合征的,先按照综合征选药原则挑选抗癫痫药物,如果不能诊断综合征,再按发作类型选择药物;③首选单药治疗,对于治疗困难的病例可以在合适的时机开始抗癫痫药物联合治疗,应尽量选择不同作用机制的抗癫痫药进行联合治疗;④遵循抗癫痫药的药代动力学服药;应规则、不间断,用药剂量个体化;⑤必要时定期监测血药浓度;⑥如需替换药物,应逐渐过渡;⑦疗程要长,一般需要治疗至少连续 2 年不发作,并且脑电图癫痫样放电完全或者基本消失,才能开始逐渐减药,不同的病因学、癫痫综合征分类及治疗过程顺利与否均会影响疗程;⑧缓慢停药,减停过程一般要求长于 6 个月;⑨在整个治疗过程中均应定期随访,监测药物各种可能出现的不良反应。

*2.常用抗癫痫药物*

目前抗癫痫药物分为传统抗癫痫药物和新抗癫痫药。传统抗癫痫药物主要包括苯巴比妥、丙戊酸、卡马西平、苯妥英、氯硝西泮,新抗癫痫药主要是指 20 世纪 90 年代后上市的,目前国内已有的包括拉莫三嗪、左乙拉西坦、奥卡西平、托吡酯、唑尼沙胺及氨己烯酸(仅香港、台湾有)。

**(三)癫痫外科治疗**

有明确的癫痫灶(如局灶皮质发育不良等),抗癫痫药物治疗无效或效果不佳、频繁发作影响患儿的日常生活者,应及时到专业的癫痫中心进行癫痫外科治疗评估,如果适合手术,应及时进行外科治疗。癫痫外科主要治疗方法有癫痫灶切除手术(包括病变半球切除术)、姑息性治疗(包括胼胝体部分切开、迷走神经刺激术等神经调控治疗)。局灶性癫痫,定位明确,切除癫痫灶不引起主要神经功能缺陷者手术效果较好,可以达到完全无发作,并停用所有抗癫痫药,如颞叶内侧癫痫。由于局灶病变导致的癫痫性脑病,包括婴儿痉挛症等,如果能早期确定致痫灶进行及时手术治疗,不仅能够完全无发作,而且能够显著改善患儿的认知功能及发育水平。另一方面,癫痫手术治疗毕竟是有创治疗,不可滥用,必须在专业的癫痫中心谨慎评估手术的风险及获益,并与家长反复沟通后再进行。

**(四)其他疗法**

如生酮饮食、免疫治疗(大剂量丙种球蛋白、糖皮质激素等)。

# 第二节　急性细菌性脑膜炎

急性细菌性脑膜炎亦称化脓性脑膜炎,简称化脑,是各种化脓性细菌引起的中枢神经系统感染性疾病。以婴幼儿多见,2岁以内发病者占75%。冬春季是化脑的好发季节。

**一、病因**

**(一)病原学**

引起化脑的病原菌种类多样。在我国,脑膜炎奈瑟菌、肺炎链球菌和流感嗜血杆菌占儿童化脑病原菌的2/3以上,流感嗜血杆菌感染较肺炎链球菌感染者多。新生儿及出生2~3个月以内的婴幼儿以大肠埃希菌、B组溶血性链球菌和葡萄球菌最为常见;3~5岁患儿以B型流感嗜血杆菌、肺炎链球菌和脑膜炎奈瑟菌多见;5岁以上,以脑膜炎奈瑟菌和肺炎链球菌多见。

**(二)机体免疫与解剖缺陷**

机体免疫力较弱,血-脑屏障功能发育不完善是儿童易发生化脑的主要原因。具有原发或继发性免疫缺陷的患儿更易感染化脑。颅底骨折、颅脑手术、皮肤窦道、脑脊膜膨出等原因所致的解剖缺陷可增加化脑的发病率。

**二、发病机制**

多数化脑是由体内局部感染灶的致病菌通过血行播散侵犯脑膜所致。上呼吸道感染是儿童化脑最常见的前驱感染。脑膜炎的产生需要以下4个环节:①上呼吸道或皮肤等处的化脓菌感染;②致病菌由局部感染灶进入血循环产生菌血症或败血症;③致病菌随血循环通过血-脑屏障到达脑膜;④致病菌在蛛网膜和软脑膜处大量繁殖引起炎症性病变。

机体抵抗力和细菌致病力是决定细菌入血后能否引起持续性菌血症的主要因素。机体特异性抗体是机体抵抗力的主要成分,其水平随年龄增长而增加。细菌数量和是否具有荚膜决定细菌的致病力。细菌荚膜有抑制巨噬细胞吞噬和补体活性的作用,有利于细菌的生存和繁殖。婴幼儿机体抵抗力弱,且往往缺乏抗荚膜抗体,加之脑脊液中补体成分和免疫球蛋白水平低下,当细菌播散至蛛网膜下腔时,易迅速繁殖,引起脑膜炎。

少数化脑可由邻近组织感染直接扩散所致,如鼻窦炎、中耳炎、乳突炎、头面部软组织感染、颅脑外伤或脑脊膜膨出继发感染等。

### 三、病理

患儿蛛网膜下腔增宽,蛛网膜和软脑膜普遍受累,脑组织表面、基底部、脑沟、脑裂等处有不同程度的炎性渗出物覆盖,脊髓表面也常受累。渗出物中含有大量的中性粒细胞和纤维蛋白,革兰染色可找到致病菌。病变严重时,动静脉均可受累,导致血管痉挛、血管炎、血管闭塞,继发脑出血或脑梗死。感染扩散至脑室内膜则形成脑室膜炎。脑实质亦可有炎性细胞浸润、出血、坏死和变性,进而形成脑膜脑炎。脓液阻塞、粘连及纤维化,可使马氏孔、路氏孔或大脑导水管流通不畅,导致阻塞性脑积水。大脑表面或基底部蛛网膜颗粒粘连和萎缩,影响脑脊液吸收,产生交通性脑积水。血管通透性增加及桥静脉发生栓塞性静脉炎,可见硬膜下积液或积脓。脑水肿和脑脊液循环障碍导致颅高压,甚至脑疝。颅高压、炎症侵犯或海绵窦栓塞时可见视神经、动眼神经、面神经和听神经等脑神经损伤。

### 四、临床表现

#### (一)起病

多数患儿起病较急,发病前数天常有上呼吸道感染或胃肠道症状。暴发型流行性脑脊髓膜炎者起病急骤,可迅速出现休克、皮肤出血点或瘀斑、弥散性血管内凝血及中枢神经系统功能障碍。

#### (二)全身感染中毒症状

患儿可出现高热、头痛、精神萎靡、疲乏无力、关节酸痛、皮肤出血点、瘀斑或充血性皮疹等。小婴儿常表现为拒食、嗜睡、易激惹、烦躁哭闹、目光呆滞等。一般来说,年龄越小,全身中毒症状越重。

**(三)神经系统表现**

*1.颅内压增高*

典型表现为头痛和喷射性呕吐,可伴有血压增高、心动过缓、呼吸暂停或过度通气。婴儿可出现前囟饱满、紧张,颅缝增宽。重症患儿可有昏迷,甚至脑疝。眼底检查一般无特殊发现,若有视盘水肿,则提示颅内压增高时间较长,可能已有颅内脓肿、硬膜下积液或静脉栓塞等慢性病变。

*2.惊厥*

20%～30%的患儿伴有惊厥,可为全身性或局灶性。以 B 型流感嗜血杆菌及肺炎链球菌脑膜炎多见。

*3.意识障碍*

表现为嗜睡、意识模糊、谵妄、昏迷等意识变化。

*4.脑膜刺激征*

脑膜刺激征为脑膜炎的特征性表现,包括颈项强直、克尼格征和布鲁津斯基征阳性。但是 1 岁半以下的患儿,这些表现可不明显。

*5.局灶体征*

由于局灶性炎症,部分患儿可出现第Ⅱ、Ⅲ、Ⅳ、Ⅵ、Ⅶ、Ⅷ对脑神经受累。血管闭塞常引起肢体瘫痪或感觉异常等。

新生儿特别是早产儿患者起病隐匿,常缺乏典型的颅内压增高和脑膜刺激征阳性表现,主要表现为少动、哭声弱或呈高调、拒食、呕吐、黄疸、发绀、呼吸不规则等非特异性症状,可有发热或者体温不升,极易误诊。

**五、并发症**

**(一)硬膜下积液**

30%～60%的患儿出现硬膜下积液,多发生在化脑起病 10 天后,其临床特征:①化脑在积极治疗过程中体温不降,或退而复升;②病程中出现进行性前囟饱满、颅缝分离、头围增大、呕吐、惊厥、意识障碍等。硬膜下积液时可做头颅透光试验,必要时行 B 超检查或 CT 扫描,小婴儿可行前囟穿刺明确诊断。当积液量多于 2 mL,蛋白质定量在 0.4 g/L 以上,偶可呈脓性,涂片可找到细菌时可明确。

**(二)脑室管膜炎**

其多见于婴幼儿诊断治疗不及时的革兰氏阴性杆菌脑膜炎。一旦发生,则病情较重,表现为发热持续不退,频繁惊厥,甚至出现呼吸衰竭,脑脊液难以转为正常。当高度怀疑时可行侧脑室穿刺,穿刺液白细胞数≥50×10$^6$/L,葡萄糖<1.6 mmol/L,蛋白质>0.4 g/L,或细菌学检查阳性,即可确诊。

**(三)抗利尿激素异常分泌综合征**

其可引起低钠血症和血浆渗透压降低,即脑性低钠血症,并加重脑水肿,促发惊厥发作,加重意识障碍。严重的低钠血症本身也可诱发低钠性惊厥。

**(四)脑积水**

前囟扩大而饱满,头围进行性增大,骨缝分离,头皮静脉扩张,叩颅呈现破壶音,晚期可出现落日眼,神经精神症状逐渐加重。

**(五)其他**

炎症波及视神经和听神经可导致失明和耳聋。脑实质受损可出现继发性癫痫、瘫痪、智力低下等。下丘脑病和垂体病变可继发中枢性尿崩症。

**六、辅助检查**

**(一)外周血常规检查**

白细胞总数明显增高,以中性粒细胞为主。重症患儿特别是新生儿化脑,白细胞总数也可减少。

**(二)脑脊液检查**

1.脑脊液常规及生化检查

典型化脓性脑膜炎的脑脊液压力增高、外观混浊;白细胞总数明显增多,多在1 000×10$^6$/L以上,分类以中性粒细胞为主;葡萄糖含量明显降低,常在1.1 mmol/L以下;蛋白质含量增高,多在1 g/L以上。

2.脑脊液病原学检查

沉渣涂片找细菌是早期明确化脑病原的重要方法,当脑脊液细菌含量>10$^5$ CFU/mL时,阳性率可达95%。脑脊液培养是明确病原菌最可靠的方法。在患儿病情许可的情况下,尽可能在抗生素使用前采集脑脊液,并尽量在保温条件下送检,有利于提高培养的阳性率。

**(三)其他检查**

1.血培养

早期未用抗生素的患儿其血培养阳性的可能性大。新生儿化脑时血培养的阳性率较高。

**2.皮肤瘀点涂片**

皮肤瘀点涂片是流行性脑脊髓膜炎重要的病原诊断方法之一,脑膜炎奈瑟菌的阳性率可达50%以上。

**3.局部病灶分泌物培养**

如咽培养、皮肤脓液或新生儿脐部分泌物培养等,对确定病原均有参考价值。

**4.影像学检查**

急性化脓性脑膜炎一般不进行 CT 或 MRI 扫描,但对于出现异常定位体征、治疗效果不佳、头围增大或有显著颅高压等情况,应尽早进行颅脑 CT 或 MRI 检查。

### 七、诊断

早期诊断、及时治疗是决定化脑预后的重要因素。典型的化脑结合症状、体征和脑脊液的化脓性变化,不难诊断。如疾病早期,脑脊液检查无明显异常但临床仍高度怀疑化脑者,可在 24 小时后复查脑脊液。

腰椎穿刺对大部分化脑患儿是安全的,但有如下情况者,应禁忌或暂缓腰穿检查:①颅内压明显增高者,特别是有早期脑疝可能者。如颅内压增高的患儿必须做腰穿时,应先静脉注射 20%甘露醇,待颅内压降低后再行穿刺,以防发生脑疝。②腰骶部皮肤软组织感染者。③严重心肺功能不全及休克,需要紧急抢救者。

### 八、鉴别诊断

各种致病微生物,如细菌、病毒、真菌等引起的脑膜炎,在临床表现上有许多相似之处,鉴别主要依靠脑脊液检查。

#### (一)病毒性脑膜炎

一般全身中毒症状较轻,脑脊液外观清亮,细胞数为零至数百个,以淋巴细胞为主,蛋白质轻度升高或正常,葡萄糖含量正常,细菌学检查阴性。在疾病的早期,病脑细胞数可以较高,甚至以中性粒细胞为主,此时应结合糖含量和细菌学检查及临床表现等综合分析。

#### (二)结核性脑膜炎

多起病较缓(婴幼儿可以急性起病),常有结核接触史和肺部等处的结核病灶。脑脊液外观呈毛玻璃状;细胞数<500×10⁶/L,以淋巴细胞为主;蛋白质较高;糖和氯化物含量降低;静置12～24小时可见网状薄膜形成;涂片或留膜抗酸染色找到分枝杆菌,可确诊。结核菌培养有利于诊断,结核菌素试验和血沉检查有重要参考价值。

**(三)新型隐球菌性脑膜炎**

起病较慢,以进行性颅高压而致剧烈头痛为主要表现,脑脊液改变与结核性脑膜炎相似,墨汁染色见到厚荚膜的发亮圆形菌体,培养或乳胶凝集阳性可以确诊。

**(四)良性复发性无菌性脑膜炎**

病因不明,反复出现类似化脓性脑膜炎的临床表现和脑脊液改变,但脑脊液病原学检查均为阴性,可找到 Mollaret 细胞,用肾上腺皮质激素治疗有效,应注意与复发性化脑鉴别。

## 九、治疗

### (一)抗生素治疗

**1.用药原则**

应早期、足量、静脉给予抗生素治疗;力争选药准确;所选药物具有良好的血-脑屏障通透性;疗程适当;注意联合用药时药物之间的相互作用;注意药物毒副作用。

**2.药物选择**

(1)病原菌未明时:可选择抗菌谱广、血-脑屏障通透性较好的第三代头孢菌素,如头孢噻肟钠或头孢曲松钠。头孢噻肟钠每天 200 mg/kg,分次静脉滴注;头孢曲松钠半衰期较长,每天 100 mg/kg。对于出生后1个月以上的患儿,推荐万古霉素加一种第三代头孢菌素(头孢曲松钠或者头孢噻肟)为初始治疗方案,病原菌明确后,再根据不同病原菌和药物敏感试验结果调整用药。

(2)已知病原菌:应参照细菌药物敏感试验结果选用抗生素。

**3.疗程**

一般认为流感嗜血杆菌和肺炎链球菌脑膜炎疗程为 2～3 周,脑膜炎奈瑟菌脑膜炎疗程为 7～10 天,大肠埃希菌和金黄色葡萄球菌脑膜炎疗程应达 4 周以上。尽管国外有人主张治疗顺利的化脑疗程为 10～12 天,但国内多数主张症状消失、热退 1 周以上,脑脊液完全恢复正常后方可停药。

鞘内注射抗生素的疗法在临床上应用得越来越少,只有遇到难治性病例时方可考虑。

**(二)肾上腺皮质激素治疗**

可以降低炎症反应,减轻脑水肿和颅内炎症粘连等。通常使用地塞米松,每天 0.2～0.6 mg/kg,分次静脉注射。

**(三)对症和支持疗法**

1.监护

对急性期患儿应严密观察病情变化,如各项生命体征及意识。

2.对症处理

降低颅内压、退热、止惊等对症治疗。

3.支持治疗

注意热量和液体的供应,对于新生儿或免疫功能低下的患儿,可予少量血浆或丙种球蛋白等支持治疗。

**(四)并发症的治疗**

1.硬膜下积液

少量液体不需要处理,积液较多,出现明显颅内压增高或局部刺激症状时,应进行穿刺放液。有硬膜下积脓时可予局部冲洗并注入适当抗生素。

2.脑室管膜炎

除全身抗生素治疗外,可做侧脑室穿刺引流,减低脑室内压,并注入抗生素。

3.脑性低钠血症

适当限制液体摄入量,酌情补充钠盐。

4.脑积水

一旦发生,应密切观察,必要时手术治疗。

**十、预防**

应以普及卫生知识、改善生活环境、提高人体免疫力为主。

# 第三节 病毒性脑炎

病毒性脑炎是指各种病毒感染引起的脑实质炎症,是儿童最常见的神经系统感染性疾病之一。

## 一、病因

肠道病毒、单纯疱疹病毒、虫媒病毒、腺病毒、巨细胞病毒及某些传染病病毒是引起急性脑炎最为常见的病原。近年来肠道病毒 71 引起的脑炎在亚洲流行,造成极大危害。

## 二、发病机制

### (一)病毒对神经组织的直接侵袭

病毒对神经组织的直接侵袭是病毒性脑炎神经系统损伤的主要机制之一。

病毒主要通过皮肤、结膜、呼吸道、肠道和泌尿生殖系统等途径进入机体。比如,当皮肤损伤或被虫媒咬伤时,日本乙型脑炎、森林脑炎病毒等可进入体内;腺病毒可由结膜感染进入;带状疱疹病毒、巨细胞病毒、狂犬病毒、麻疹病毒、风疹和流感病毒等可由呼吸道进入;EB 病毒、肠道病毒 71 等可由消化道进入。病毒进入机体后在局部复制,经淋巴结-淋巴管-胸导管进入血液,扩散至中枢神经系统,或侵入局部周围神经,并沿周围神经轴索向中枢侵入。

### (二)机体对病毒抗原的免疫反应

机体对病毒抗原的免疫反应是病毒性脑炎神经系统损伤的另一主要机制,可导致脱髓鞘病变及血管和血管周围的损伤,而血管病变又影响脑循环加重脑组织损伤。

## 三、病理

病毒性脑炎的病变大多呈弥漫性分布,受累脑组织及脑膜充血水肿,炎症细胞浸润,并环绕血管形成血管套。血管内皮及周围组织坏死,胶质细胞增生可形成胶质结节。神经细胞呈现不同程度的变性、肿胀和坏死,可见噬神经细胞现象。神经髓鞘变性、断裂。

## 四、临床表现

病毒性脑炎的临床表现多样,轻者 1~2 周恢复,重者可持续数周或数月,甚至致残或致死。

### (一)前驱症状

可有发热、头痛、精神萎靡、上呼吸道感染症状、恶心、呕吐、腹痛及肌痛等。

## (二)神经系统症状体征

(1)颅内压增高主要表现为头痛、呕吐、血压升高、心动过缓、婴儿前囟饱满等,严重者可出现脑疝,危及生命。

(2)意识障碍轻者无意识障碍,重者可有不同程度的意识障碍和精神症状。

(3)惊厥者常出现全身性或局灶性抽搐。

(4)病理征和脑膜刺激征均可阳性。

(5)局灶性症状体征:急性偏瘫、共济失调、后组脑神经受累表现、手足徐动、舞蹈动作等。

## (三)其他系统症状

单纯疱疹病毒脑炎可伴有口唇或角膜疱疹,柯萨奇病毒脑炎可伴有心肌炎和各种类型皮疹,腮腺炎脑炎常伴有腮腺肿大,肠道病毒 71 脑炎可伴有手足口病或疱疹性咽峡炎。

## 五、辅助检查

### (一)脑脊液检查

脑脊液压力增高,外观清亮,白细胞总数增加,多在 $300 \times 10^6/L$ 以下,以淋巴细胞为主。脑脊液蛋白质大多轻度增高或正常,糖和氯化物无明显改变。涂片或培养均无细菌发现。

### (二)病毒学检查

(1)病毒分离与鉴定:从脑脊液、脑组织中分离出病毒,具有确诊价值。

(2)血清学检查:双份血清法或早期 IgM 测定。

(3)分子生物学技术:PCR 技术可从患儿呼吸道分泌物、血液、脑脊液中检测出病毒 DNA 序列,从而确定病原。

### (三)脑电图检查

主要表现为高幅慢波,多呈弥散性分布,可有痫样放电波,对诊断有参考价值。

### (四)影像学检查

严重病例 CT 和 MRI 均可显示炎性病灶,表现为大小不等、界限不清、不规则低密度或高密度影,但轻症和早期患儿多无明显异常改变。

## 六、诊断和鉴别诊断

病毒性脑炎的诊断主要靠病史、临床表现、脑脊液检查和病原学鉴定。在临床上应注意和下列疾病进行鉴别。

(1)化脓性脑膜炎:经过不规则治疗的化脓性脑膜炎,其脑脊液改变可以与病毒性脑炎相似,应结合病史、治疗经过,特别是病原学检查进行鉴别。

(2)结核性脑膜炎:婴幼儿结核性脑膜炎可以急性起病,而且脑脊液细胞总数及分类与病毒性脑炎相似,有时容易混淆。但结核性脑膜炎脑脊液糖和氯化物均低,常可问到结核接触史,身体其他部位常有结核灶,再结合 PPD 试验和血沉等,可以鉴别。

(3)真菌性脑膜炎:起病较慢,病程长,颅内压增高明显,头痛剧烈,脑脊液墨汁染色可确立诊断。

(4)急性播散性脑脊髓炎:又称感染后脑脊髓炎或疫苗后脑脊髓炎,指继发于急性感染性疾病或疫苗接种后,由细胞免疫介导为主的中枢神经系统急性炎症性脱髓鞘疾病。重症病毒性脑炎,或以精神症状为主要表现的病毒性脑炎需要与本病鉴别。典型病例在起病前 30 天之内常有感染性疾病史或免疫接种史。通常以脑病表现为主,病情常进展迅速,3~5 天内出现一系列神经系统症状,病程一般呈单相性。脑脊液急性期和病毒性脑炎类似,部分脑脊液 IgG 指数增高,寡克隆抗体阳性。MRI 扫描在急性期即可显示病变,是诊断的重要手段,表现为脑白质多发性散在的非对称性长 $T_2$ 信号,可同时侵犯基底节、丘脑等灰质核团,以及脑干、脊髓。治疗主要采用免疫调节治疗,包括大剂量静脉用丙种球蛋白、糖皮质激素,必要时可以用免疫抑制剂。

(5)其他:Reye 综合征、中毒性脑病等亦需鉴别。

## 七、治疗

病毒性脑炎至今尚无特效治疗,仍以对症处理和支持疗法为主。

### (一)一般治疗

应密切观察病情变化,加强护理,保证营养供给,维持水、电解质平衡,重症患儿有条件时应在儿童重症监护室监护治疗。

### (二)对症治疗

对高热者及时给予降温治疗;颅高压者进行降颅内压治疗,常用甘露醇,必要时可联合应用呋塞米、清蛋白等;惊厥者给予地西泮、苯巴比妥等止惊药物治疗。

### (三)病因治疗

对于疱疹病毒脑炎可给予阿昔洛韦治疗;甲流感病毒可试用奥司他韦;其他

病毒感染可酌情选用干扰素。

**(四)肾上腺皮质激素的应用**

急性期应用对抑制炎症反应、减轻脑水肿、降低颅内压有一定疗效,但意见尚不一致。

**(五)抗生素的应用**

对于重症婴幼儿或继发细菌感染者,应适当给予抗生素治疗。

**(六)康复治疗**

对于重症恢复期患儿或留有后遗症者,应进行康复治疗,如针灸、按摩、高压氧等。

**八、预后**

大部分病毒性脑炎患儿在1~2周内康复,部分患儿病程较长。重症患儿可留下不同程度后遗症,如肢体瘫痪、癫痫、智力低下、失语、失明等。单纯疱疹病毒脑炎、乙型脑炎和肠道病毒71脑炎的死亡率高。

**九、预防**

对可用疫苗预防的病毒需按时免疫接种,如风疹、麻疹、脊髓灰质炎、流行性乙型脑炎、流行性腮腺炎等。对尚不能用疫苗预防的病毒,则以增强体质、积极消灭蚊虫、保证饮食洁净等措施为主。

# 第四节　吉兰-巴雷综合征

吉兰-巴雷综合征又称急性感染性多发性神经根神经炎,是一种周围神经系统疾病。当小儿麻痹症在我国被消灭以后,它已成为引起儿童弛缓性麻痹的主要疾病之一,主要以肢体对称性、弛缓性麻痹为主,侵犯脑神经、脊神经,以运动神经受累为主。重症患儿累及呼吸肌。本病为急性发病,有自限性,预后良好。本病病因尚未阐明,怀疑本病与病毒或病毒感染有关。目前认为本病是一种器官特异性的自身免疫性疾病。

**一、病因**

本病每年发病率为(1~4)/10万。可发生于任何年龄,但以儿童和青年为主。男性和女性均可发病,男性略多于女性。发病无季节性差异,但国内北方地区以夏秋季节多发。尽管吉兰-巴雷综合征发病机制仍未完全阐明,但免疫学致病机制近年来被推崇和广泛接受。研究结果表明,中国北方儿童吉兰-巴雷综合征发病与空肠弯曲菌感染及卫生状况不良有关。事实上,50％以上的吉兰-巴雷综合征患者伴有前驱感染史,如呼吸道病毒、传染性单核细胞增多症病毒、巨细胞病毒、流感病毒,特别是空肠弯曲菌引起的肠道感染。这些感染源与人体周围神经的某些部分很相似,引起交叉反应。

## 二、临床表现

据国内统计,55％患儿于神经系统症状出现前1～2周有前驱感染史,如上呼吸道感染、风疹、腮腺炎或腹泻等,前驱病恢复后,患儿无自觉症状,或仅感疲倦。常见发病诱因为淋雨、涉水、外伤等。

绝大多数病例急性起病,体温正常,1～2周神经系统病情发展至高峰,持续数天,多在病程2～4周开始恢复。个别患儿起病缓慢,经3～4周病情发展至高峰。

### (一)运动障碍

进行性肌无力是突出症状。多数患儿首发症状是双下肢无力,然后呈上行性麻痹进展,少数患儿呈下行性麻痹。可以由脑神经麻痹开始,然后波及上肢及下肢。患儿肢体可以从不完全麻痹逐渐发展为完全性麻痹,表现为不能坐、不能翻身、颈部无力、手足下垂。麻痹呈对称性(双侧肌力差异不超过一级),肢体麻痹远端重于近端。少数病例可表现为近端重于远端。受累部位可见肌萎缩,手足肌肉尤其明显。腱反射减弱或消失。

### (二)脑神经麻痹

病情严重者常有脑神经麻痹,常为几对脑神经同时受累,也可见单一脑神经麻痹,如常有第Ⅸ、Ⅹ、Ⅺ、Ⅻ等对脑神经受累。患儿表现为声音小、吞咽困难或进食时呛咳、无表情。少数重症患儿,全部运动脑神经均可受累。偶见视盘水肿,其发生机制尚不清楚。

### (三)呼吸肌麻痹

病情严重者常有呼吸肌麻痹。为了有助于临床判断呼吸肌受累程度,根据临床症状及体征,参考胸部X线透视结果综合判断,拟定呼吸肌麻痹分度标准。

(1)Ⅰ度呼吸肌麻痹:声音较小,咳嗽力较弱,无呼吸困难,下部肋间肌或

(和)膈肌运动减弱,未见矛盾呼吸。X线透视示肋间肌或(和)肌运动减弱。

(2)Ⅱ度呼吸肌麻痹:声音小,咳嗽力弱,有呼吸困难,除膈肌或肋间肌运动减弱外,稍深吸气时上腹部不鼓起,反见下陷,出现腹膈矛盾呼吸。X线透视下示膈肌或(和)肋间肌运动明显减弱。

(3)Ⅲ度呼吸肌麻痹:声音小,咳嗽力明显减弱或消失,有重度呼吸困难,除有膈肌或(和)肋间肌运动减弱外,平静呼吸时呈腹膈矛盾呼吸或胸式矛盾呼吸。X线透视示膈肌或(和)肋间肌运动明显减弱,深吸气时膈肌下降<1个肋间,平静呼吸时膈肌下降<1/3个肋间,甚至不动。

**(四)自主神经障碍**

患者常有出汗过多或过少、肢体发凉、阵发性脸红、心率增快等表现。严重病例可有心律不齐、期前收缩、血压升高及不稳,可突然降低或上升,有时上升与下降交替出现。病情好转时,心血管障碍亦减轻。患者还可出现膀胱和肠道功能障碍,表现为一过性尿潴留或失禁,常有便秘或腹泻。

**(五)感觉障碍**

感觉障碍不如运动障碍明显,而且一般只在发病初期出现。主要为主观感觉障碍,如痛、麻、痒及其他感觉异常等,这些感觉障碍维持时间比较短,常为一过性。对年长儿进行感觉神经检查,可能有手套、袜套式或根性感觉障碍。不少患者在神经干的部位有明显压痛。多数患者于抬腿时疼痛。

### 三、实验室检查

**(一)脑脊液**

脑脊液压力大多正常。多数患者的脑脊液显示蛋白-细胞分离现象,即蛋白虽增高而细胞数正常,病程2~3周达高峰,为本病特征之一。有时患者脑脊液蛋白含量高达20 g/dL,此时可引起颅内压增高和视盘水肿,这可能是由于蛋白含量过高增加了脑脊液的黏稠度,导致再吸收障碍所致。

**(二)血液**

大多数患者的血液中能够检测出针对髓鞘的正常成分,如GM-1等神经节苷脂、$P_2$蛋白和髓鞘相关糖蛋白等的自身抗体。抗体可出现IgG、IgM和IgA等不同亚型,亦可出现抗心磷脂抗体。患者的周围血液中存在致敏的淋巴细胞,在体外可以破坏髓鞘。

### (三)肌电图

神经传导速度和肌电图的检查在吉兰-巴雷综合征的诊断中很有价值,可显示神经元受损。一般认为神经传导速度减慢与髓鞘受损有关,复合肌肉动作电位的波幅降低与轴索损害有关。患者肌电图提示以神经传导速度减慢为主,而波幅降低相对不太明显,这与本病的病理特征(周围神经髓鞘破坏)有关。此外,本病肌电图可示 F 波的潜伏期延长或消失,F 波的改变常提示周围神经近端或神经根受损。

### 四、诊断

典型病例不难做出诊断。由于本病无特异性诊断方法,对于临床表现不典型病例,诊断比较困难,通常是依靠临床症状及实验室检查,排除其他神经系统疾病的可能性后才能确定诊断。以下几点可作为诊断的参考:①急性发病,不发热,可见上行性、对称性、弛缓性麻痹。少数为下行性麻痹,腱反射减低或消失。②四肢有麻木或酸痛等异常感觉或呈手套样、袜套样感觉障碍,但一般远较运动障碍为轻。③可伴有运动性脑神经障碍,常见于面神经、舌咽神经、迷走神经受累。病情严重者常有呼吸肌麻痹。④脑脊液可有蛋白-细胞分离现象。肌电图的检查可显示神经元受损或(和)神经传导速度减慢,复合肌肉动作电位的波幅降低。

### 五、鉴别诊断

#### (一)脊髓灰质炎

本病麻痹型中以脊髓型最多见,因脊髓前角细胞受损的部位及范围不同,病情轻重不等。本病多见于未曾服用脊髓灰质炎疫苗的小儿。多先有发热,2～3 天热退后出现肢体和(或)躯干肌张力减低,肢体和(或)腹肌不对称弛缓性麻痹,腱反射减弱或消失,无感觉障碍。重者可伴有呼吸肌麻痹,如治疗不当,可导致死亡。发病早期脑脊液多有细胞数增加,蛋白多正常,称细胞蛋白分离现象。肌电图示神经元损害。脊髓灰质炎的确诊,是依据粪便的脊灰病毒分离阳性。患者脑脊液或血液中查有脊髓灰质炎特异性 IgM 抗体(1 个月内未服脊髓灰质炎疫苗),恢复期血清中抗体滴度比急性期增高 4 倍或 4 倍以上,均有助于诊断。

#### (二)急性脊髓炎

起病较神经根炎缓慢,病程持续时间较长。发病早期常见发热,伴背部及腿部疼痛,很快出现脊髓休克期,表现为急性弛缓性麻痹。脊髓休克解除后,出现上运动神经元性瘫痪、肌张力增高、腱反射亢进及其他病理反射。常有明显的感觉障碍平面及括约肌功能障碍,脑脊液显示炎症性改变。因脊髓肿胀脊髓磁共振检查有助诊断。

### (三)脊髓肿瘤

先为一侧间歇性神经根性疼痛,以后逐渐发展为两侧持续性疼痛。由于脊髓压迫,引起运动、感觉障碍,严重者出现脊髓横断综合征。大多数患者病情进展缓慢。腰膨大以上受累时,表现为下肢的上神经源性瘫痪及病变水平以下感觉障碍,常有括约肌障碍,如便秘、排尿困难、尿失禁。脑脊液变黄色,蛋白量增高,脊髓检查可助于诊断。必要时手术探查,依据病理结果方可确诊。

### (四)低血钾性周期性麻痹

近年来,有些地区散发低血钾性麻痹,表现为软弱无力,肢体可有弛缓性麻痹,以近端为重,严重者累及全身肌肉,甚至影响呼吸肌,发生呼吸困难;腱反射减弱;无感觉障碍;病程短,发作在数小时或 $1 \sim 4$ 天即可自行消失;脑脊液正常;血钾＜3.5 mmol/L;心律失常;心音低钝;心电图出现 U 波和 ST-T 的改变;用钾治疗后症状很快恢复。

### (五)癔症性瘫痪

此为受情绪因素影响的肢体瘫痪。其特点为:进展快,腱反射存在,无脑神经和呼吸肌的麻痹,无肌萎缩,用暗示疗法即可很快恢复。

## 六、治疗

吉兰-巴雷综合征患者的强化监护、精心护理和并发症的预防是治疗的重点。由于本病的临床和病理过程多属可逆性及自限性,所以在急性期,特别是在呼吸肌麻痹时,应积极进行抢救,采用综合的治疗措施,使患者度过危险期。

### (一)一般性治疗

由于患者瘫痪很长时间,容易产生并发症,如坠积性肺炎、脓毒血症、压疮和血栓性静脉炎等,这时耐心细致的护理是降低病死率、减少并发症的关键。特别要保持呼吸道通畅,防止发生窒息。注意室内温度、湿度,可采用雾化气体吸入、拍击患者的背部、体位引流等;勤翻身,防止压疮;注意保持瘫痪肢体的功能位置,防止足下垂等变形;严格执行消毒隔离制度,尤其在气管切开术后要做好无菌操作的处理,防止交叉感染。由于吉兰-巴雷综合征患者发生自主神经系统并发症比较多,可引起心律失常,应给予持续心电监护。发现异常予以纠正,但室性心动过速很常见,通常不需要治疗。

### (二)静脉大剂量丙种球蛋白的治疗

用静脉大剂量注射丙种球蛋白治疗本病,目前已被临床广泛使用,已证明其可缩短病程,并可抑制急性期患者病情进展。其用法为 400 mg/kg,连续使用 5 天。一般自慢速开始,每小时40 mL,后可增加到 100 mL。

### (三)血浆置换治疗

分别接受血浆置换或静脉注射大剂量丙种球蛋白的 2 个试验疗效相似,血浆置换越早进行越好,可缩短病程,但并不能降低死亡率。治疗的机制可能是清除患者血浆中的髓鞘毒性抗体、致病的炎性因子、抗原抗体免疫复合物等,减轻神经髓鞘的中毒作用,促进髓鞘的修复和再生。因为这种治疗方法要求的条件较高,难度较大,有创伤,所以在我国没有被广泛地采用。

### (四)糖皮质激素治疗

国内外学者对它是否用于吉兰-巴雷综合征患者仍存在两种不同的观点。从理论上讲应用糖皮质激素合理。但因为吉兰-巴雷综合征是自限性疾病,常难肯定其确切疗效。治疗剂量:氢化可的松每天 5～10 mg/kg,或地塞米松0.2～0.4 mg/kg,连续使用 1～2 周,后可改用口服泼尼松 2～3 周内逐步减停;也可采用大剂量甲泼尼龙 20 mg/kg,连续使用 3 天后,改用泼尼松口服。

### (五)呼吸肌麻痹治疗

对有明显呼吸肌麻痹的患者,保持呼吸道通畅,正确掌握气管切开的适应证,及时使用人工呼吸机,是降低病死率的重要措施与关键。首先判断有无呼吸肌麻痹及麻痹的严重程度尤为重要,因呼吸肌麻痹最终可导致呼吸衰竭,易合并肺内感染、肺不张、痰堵窒息而影响预后。对呼吸肌轻度麻痹、尚能满足生理通气量的患者,在吸气末用双手紧压胸部,刺激患儿咳嗽,促进痰液排出。应注意保持病室气体湿润,对于痰稠不易咳出者可给予雾化吸入及体位引流。

呼吸肌麻痹的急救措施:气管切开、用呼吸机辅助呼吸。Ⅲ度呼吸肌麻痹者,呼吸肌麻痹Ⅱ度伴舌咽、迷走神经麻痹者,Ⅱ度呼吸肌麻痹以上伴有肺炎、肺不张者,暴发型者(是指发病在 24～48 小时内,呼吸肌麻痹进入Ⅱ度者)都应及时做经鼻气管插管或气管切开术。

**(六)其他**

(1)抗生素:重症患者常并发呼吸道感染,包括各种细菌感染,更多见于皮质激素使用过程中,应给予抗生素积极控制细菌感染。

(2)维生素 $B_1$、维生素 $B_6$、维生素 $B_{12}$ 等药物可促进神经系统的代谢。

(3)恢复期常采用针灸、按摩等措施以促进神经功能恢复,防止肌肉萎缩。

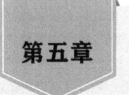

# 第五章　小儿呼吸系统疾病

## 第一节　特发性间质性肺炎

特发性间质性肺炎是一组原因不明的间质性疾病,主要病变为弥漫性的肺泡炎,最终可导致肺的纤维化,临床主要表现为进行性的呼吸困难、干咳,肺内可闻及 Velcro 啰音,常有杵状指(趾),胸部 X 线示双肺弥漫性的网点状阴影,肺功能为限制性的通气功能障碍。此病曾称为弥漫性间质性肺炎、弥漫性肺间质纤维化、特发性肺纤维化和隐源性致纤维化性肺泡炎(cryptogenic fibrosing alveol-itis,CFA)。在欧洲,称为隐源性致纤维化性肺泡炎,但通常还包括结缔组织疾病导致的肺纤维化,不含结缔组织疾病导致的肺纤维化则称为孤立性 CFA。特发性间质性肺炎过去均称为特发性肺纤维化,但随着人们认识的提高,发现特发性肺纤维化仅指普通间质性肺炎,不包括其他分型,因此,病理学家建议用特发性间质性肺炎作为称谓更为贴切。

### 一、病因

病因不明,可能与病毒和细菌感染、吸入粉尘或气体、药物过敏、自身免疫性疾病有关,但均未得到证实。近年认为此病为自身免疫性疾病,病因可能与遗传因素有关,因有些病例有明显的家族史。

### 二、发病机制

特发性间质性肺炎的病理基础为肺泡壁的慢性炎症。肺损伤起因于肺组织对未知的创伤和刺激因素的一种炎症反应。首先是肺泡上皮的损伤,随后大量的血浆蛋白成分渗出,通过纤维化的方式愈合,最后导致了肺组织的重建,即完全被纤维组织取代。

在肺纤维化的发病过程中,肺泡上皮的损伤为启动因素。损伤发生后,肺脏可出现炎症、组织成型和组织重塑,为正常的修复过程。如果损伤严重且慢性化,则组织炎症和成型的时间延长,导致肺纤维化和肺功能的丧失。单核巨噬细胞在疾病的发生中起重要作用,可分泌中性粒细胞趋化因子,趋化中性粒细胞至肺泡壁,并释放细胞因子破坏细胞壁,引起肺泡炎。目前研究认为肿瘤坏死因子、白细胞介素-1在启动炎症的反应过程中起重要作用。单核巨噬细胞还能分泌血小板源性生长因子,而后者可刺激成纤维细胞增生和胶原产生。

### 三、病理及分型

1972年Liebow基于特定的组织病理所见,将间质性肺炎分为5种不同的类型:①普遍性间质性肺炎;②脱屑性间质性肺炎;③闭塞性细支气管炎伴间质性肺炎;④淋巴细胞样间质性肺炎;⑤巨细胞间质性肺炎。

随着开胸肺活检和电视胸腔镜手术肺活检的开展,1998年Katzenstein提出了病理学的新分类。新的分类方法将间质性肺炎分为4类:①普遍性间质性肺炎;②脱屑性间质性肺炎;③急性间质性肺炎;④非特异性间质性肺炎。

因为淋巴细胞间质性肺炎多与反应性或肿瘤性的淋巴细胞增殖性疾病有关,因此将其剔除。闭塞性细支气管炎伴间质性肺炎或闭塞性细支气管炎伴机化性肺炎原因不明,一部分与感染、结缔组织疾病、移植相关,并且对激素治疗反应好、预后好,因此不包括在内。

2002年美国胸科学会与欧洲呼吸学会制定了新的病理分型,将特发性间质性肺炎分为七型,包括了淋巴细胞样间质性肺炎和闭塞性细支气管炎伴机化性肺炎,并且提出了由病理医师和呼吸医师、放射科医师共同完成的诊断类型,即临床-影像-病理诊断(表5-1)。

### 四、临床表现

间质性肺炎往往起病不易被发现,自有症状到明确诊断往往需数月到数年。临床表现主要为呼吸困难、呼吸快及咳嗽。呼吸快很常见,尤其是婴儿,可表现为三凹征、喂养困难。而年长儿主要表现为不能耐受运动,咳嗽多为干咳,干咳可以是小儿间质性肺疾病的唯一表现。其他症状包括咯血、喘息,年长儿可诉胸痛。还有全身的表现,如生长发育停止、食欲缺乏、乏力、体重减少。感染者可有发热、咳嗽、咳痰的表现。急性间质性肺炎起病快,可出现呼吸衰竭。

深吸气时肺底部和肩胛区部可闻及细小清脆的捻发音,又称Velcro啰音。很快出现杵状指(趾)。合并肺动脉高压的病例可有右心肥厚的表现,如第二心音亢进和分裂。

表 5-1　2002 年特发性间质性肺炎分型

| 过去 | 现在 | 临床-影像-病理诊断 |
| --- | --- | --- |
| 组织学诊断 | 组织学诊断 | 临床、放射、病理的诊断 |
| 普通间质性肺炎 | 普通间质性肺炎 | 特发性肺纤维化,也称为致纤维化性肺泡炎 |
| 非特异性间质性肺炎 | 非特异性间质性肺炎 | 非特异性间质性肺炎 |
| 闭塞性细支气管炎伴机化性肺炎 | 机化性肺炎 | 隐源性机化性肺炎 |
| 急性间质性肺炎 | 弥漫性肺损害 | 急性间质性肺炎 |
| 呼吸性细支气管炎伴间质性肺炎 | 呼吸性细支气管炎 | 呼吸性细支气管炎伴间质性肺炎 |
| 脱屑性间质性肺炎 | 脱屑性间质性肺炎 | 脱屑性间质性肺炎 |
| 淋巴细胞间质性肺炎 | 淋巴细胞间质性肺炎 | 淋巴细胞间质性肺炎 |

### 五、实验室检查

(1)血气分析示低氧血症。

(2)肺功能:呈限制性通气功能障碍,部分患者为混合性通气功能障碍。

(3)KL-6:KL-6 的功能为成纤维细胞的趋化因子,KL-6 的增高反映间质纤维化的存在。KL-6 是具有较高敏感性和特异性的反映成人间质性肺疾病的指标,并能反应疾病的严重性。

(4)支气管肺泡灌洗液:特发性间质性肺炎时,支气管肺泡灌洗液的细胞分析可帮助判断预后。淋巴细胞高可能对糖皮质激素反应好,中性粒细胞、嗜酸性粒细胞高可能用细胞毒性药效果好。支气管肺泡灌洗液的肺泡巨噬细胞的数目也与预后有关。如前所述,<63％的患者预示高死亡率。

(5)肺活检多采用开胸或经胸腔镜肺活检,足够的标本有利于诊断。肺活检不仅可排除其他间质性肺疾病,还可对特发性间质性肺炎进行病理分型。

### 六、影像学检查

#### (一)胸片

胸片主要为弥漫性网点状的阴影,或磨玻璃样影。

#### (二)肺高分辨 CT 或薄层 CT

CT 可发现一些特征性的表现,高分辨 CT 可显示肺的次小叶水平,主要表现为磨玻璃样影、网状影、实变影,可显示肺间隔的增厚。晚期可出现蜂窝肺,主要见于普遍性间质性肺炎。含气腔的实变影主要见于闭塞性细支气管炎伴机化性肺炎和急性间质性肺炎,很少见于其他间质性肺炎。结节影主要见于闭塞性细支气管炎伴机化性肺炎,很少见于其他间质性肺炎。不同类型的间质性肺炎其影像学的表现不同。

### 七、诊断

间质性肺炎的临床无特异的表现,主要因呼吸困难、呼吸快、运动不耐受引起重视,根据影像学的检查提供诊断线索。可结合病原学检查排除感染因素,如人类免疫缺陷病毒、巨细胞病毒、EB病毒的感染。可结合血清学的检查排除结缔组织病、血管炎、免疫缺陷病。确诊主要靠肺活检。

辅助检查(非侵入性)血沉、细菌培养、病毒抗体检查等病原学检查、自身抗体、24小时食管pH监测,以排除其他原因引起的弥漫性肺疾病。

侵入性的检查,如纤维支气管镜的肺泡灌洗液的获取、肺组织病理检查。侵入性检查可分为非外科性(如经支气管镜肺活检术、经皮肺活检)和外科性的肺活检(如电视胸腔镜外科手术和开胸肺活检)。

肺活检为确诊的依据,肺活检可提供病理分型。根据病变的部位、分布范围选取活检的方法,最后得到病理诊断。根据2002年的美国胸科学会与欧洲呼吸学会的要求,所有的诊断由病理医师和呼吸医师、放射科医师共同完成,其为临床-影像-病理诊断。

### 八、鉴别诊断

#### (一)继发性的间质性肺疾病

病毒感染,如巨细胞病毒、EB病毒、腺病毒感染,均可导致间质性肺炎,但病毒感染均有感染的症状和体征,如发热、肝脾淋巴结的肿大,以及血清病毒学的证据。结缔组织疾病也可导致间质性肺炎的表现,但多根据其全身表现,如多个脏器受累、关节的症状,以及自身抗体和抗中性粒细胞胞浆抗体阳性协助鉴别诊断。

#### (二)组织细胞增生症

可有咳嗽、呼吸困难、肺部湿啰音的表现,影像学检查肺内有弥漫的结节影和囊泡影。但同时多有发热、肝脾大及皮疹。多根据皮肤活检见大量的朗汉斯巨细胞确诊。

#### (三)闭塞性细支气管炎

其为小儿时期较常见的小气道阻塞性疾病。多有急性肺损伤的病史,如严重的肺炎、重症的渗出性多形红斑等,之后以持续咳嗽、喘息为主要表现,肺内可闻及喘鸣音。肺高分辨 CT 可见马赛克灌注、过度通气、支气管扩张等表现。肺功能表现为阻塞性的通气功能障碍。

### 九、治疗

无特异治疗。

(1)常用肾上腺糖皮质激素,在早期病例疗效较好,晚期病例则疗效较差。①一般泼尼松开始每天用 1～2 mg/kg,症状缓解后可逐渐减量,小量维持,可治疗 1～2 年。如疗效不佳,可加用免疫抑制剂。②也有人应用甲泼尼龙每天 10～30 mg/kg,连用 3 天,每月 1 次,连用 3 次。

(2)其他免疫抑制剂:对激素治疗效果不好的患者,可考虑选用免疫抑制剂,如羟氯喹、硫唑嘌呤、环孢素、环磷酰胺等。①羟氯喹 10 mg/(kg·d)口服,硫酸盐羟氯喹不要超过 400 mg/d。②硫唑嘌呤按 2～3 mg/(kg·d)给药,起始量为 1 mg/(kg·d),每周增加 0.5 mg,直至 2.5 mg/(kg·d)出现治疗反应,成人最大量 150 mg。③环磷酰胺 5～10 mg/kg 静脉注射,每 2～3 周 1 次,每次不超过 1 800 mg。

(3)N-乙酰半胱氨酸:IPF 的上皮损伤可能是由于氧自由基介导所致,因此推测抗氧化剂可能有效。欧洲多中心、大样本、随机的研究发现此药可延缓特发性肺纤维化患者的肺功能下降的速度。

其他还有干扰素、细胞因子抑制剂治疗特发性肺纤维化取得满意的报道。

其他对症及支持疗法,可适当给氧治疗。有呼吸道感染时,可给予抗生素。

### 十、不同类型特异性间质性肺炎的特点

#### (一)急性间质性肺炎

急性间质性肺炎是一种不明原因的暴发性疾病,常发生于既往健康的人,组织学为弥漫性的肺泡损害。其病理改变分为急性期(亦称渗出期)和机化期(亦称增殖期)。急性期的病理特点为肺泡上皮乃至上皮基底膜的损伤,炎性细胞进入肺泡腔内,在受损的肺泡壁上可见 Ⅱ 型上皮细胞再生,并替代 Ⅰ 型上皮细胞,可见灶状分布的由脱落的上皮细胞和纤维蛋白所构成的透明膜充填在肺泡腔内。另可见肺泡隔的水肿和肺泡腔内出血。此期在肺泡腔内逐渐可见成纤维细胞成分,进而导致肺泡腔内纤维化。机化期的病理特点是肺泡腔内及肺泡隔内呈现纤维化,并有显著的肺泡壁增厚。其特点为纤维化是活动的,主要由增生的成纤维细胞和肌成纤维细胞组成,伴有轻度胶原沉积。此外还有细支气管鳞状上皮化生(图 5-1)。

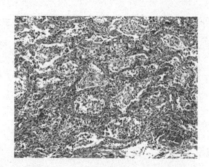

**图 5-1　急性间质性肺炎机化期**

男性,10 岁,因咳嗽伴气促、乏力入院,入院后患儿呼吸困难,出现Ⅱ型
呼吸衰竭。图中可见弥漫性肺泡损伤,肺泡腔内有泡沫细胞渗出

　　发病无明显性别差异,平均发病年龄为 49 岁,7～77 岁病例均有报道。无
明显性别差异。起病急剧,表现为咳嗽、呼吸困难,随之很快进入呼吸衰竭。多
数病例发病前有感冒样表现,半数患者有发热。常规实验室检查无特异性。病
死率极高(＞60％),多数在 1～2 个月内死亡。

　　急性间质性肺炎 CT 表现主要为弥漫的磨玻璃影和含气腔的实变影(图 5-2)。
国外一项报道中,36 例患者中均有区域性的磨玻璃样改变,见牵拉性的支气管
扩张。33 例(92％)有含气腔的实变,并且区域性的磨玻璃改变和牵拉性的支气
管扩张与疾病的病程有关。其他的表现包括支气管血管束的增厚和小叶间隔的
增厚,分别占 86％和 89％。

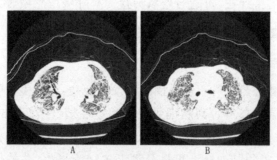

**图 5-2　急性间质性肺炎**

男性,10 岁,病理诊断为急性间质性肺炎。入院后 4 天,肺 CT
可见两肺弥漫的磨玻璃改变、实变影、牵拉性支气管扩张

　　治疗上无特殊方法,病死率极高,如果除外尸检诊断的病例,病死率可达
50％～88％(平均为 62％),平均生存期限短,多在 1～2 个月死亡。近年有应用
大剂量的糖皮质激素冲击治疗成功的报道。

### (二)特发性肺纤维化

特发性肺纤维化即普通间质性肺炎(usual interstitial pneumonia,UIP)。其病理特点为出现片状、不均一、分布多变的间质改变。每个低倍镜下都不一致，包括间质纤维化、间质炎症及蜂窝病变，与正常肺组织间呈灶状分布、交替出现。成纤维细胞灶分布于炎症区、纤维变区和蜂窝病变区，为 UIP 诊断所必需的条件，但并不具有特异病理意义。成纤维细胞灶代表纤维化正在进行，并非既往已发生损害的结局。由此可见成纤维细胞灶，伴胶原沉积的瘢痕化和蜂窝变组成的不同时相病变共存构成诊断 UIP 的重要特征。

主要发生在成年人，男女比例约为 2∶1。起病过程隐匿，主要表现为干咳、气短，活动时更明显。全身症状有发热、倦怠、关节痛及体重下降。50%患者体检发现杵状指(趾)，大多数可闻及细小爆裂音(velcro 啰音)。儿科少见。

实验室检查常出现异常，如血沉增快、抗核抗体阳性、冷球蛋白阳性、类风湿因子阳性等。

UIP 的胸片和 CT 可发现肺容积缩小，线状、网状阴影，磨玻璃样改变及不同程度蜂窝状病变。上述病变在肺底明显。1999 年有学者报道，UIP 患者中，46%有磨玻璃样的改变，33%有网点状的影，20%有蜂窝状的改变，1%有片状实变，并且病变主要累及外周肺野和下肺区域。

肺功能呈中至重度的限制性通气障碍及弥散障碍。支气管肺泡灌洗液见中性粒细胞比例升高，轻度嗜酸性粒细胞增多。

治疗：尽管只有 10%～20%患者可见到临床效果，但应用糖皮质激素仍是主要手段，有证据表明环磷酰胺/硫唑嘌呤也有一定效果，最近有报道秋水仙碱效果与激素相近。对治疗无反应的终末期患者可以考虑肺移植。

UIP 预后不良，病死率为 59%～70%，平均生存期为 2.8～6 年。极少数患者自然缓解或稳定，多需治疗。在儿童报道的 100 多例的特发性肺纤维化中，并无成纤维细胞灶的存在，因此，多数学者认为，小儿并无特发性肺纤维化的报道，并且在小儿诊断为 UIP 的患儿中，多数预后较好，也与成人的特发性肺纤维化不符合。

### (三)脱屑性间质性肺炎

组织学特点为肺泡腔内肺泡巨噬细胞均匀分布，见散在的多核巨细胞，同时有轻中度肺泡间隔增厚，主要为胶原沉积而少有细胞浸润。在低倍镜下各视野外观呈单一均匀性分布，而与 UIP 分布的多样性形成鲜明对比。在成人多见于吸烟的人群；小儿诊断的脱屑性间质性肺炎，与成人不同，与吸烟无关，并且比成人的预后差。

男性发病率是女性的 2 倍。主要症状为干咳和呼吸困难，通常隐匿起病，半数患者出现杵状指（趾）。实验室检查通常无特殊发现。肺功能检查表现为限制性通气功能障碍、弥散功能障碍，但不如 UIP 明显。

主要影像学的改变在中、下肺区域，有时在外周分布。主要为磨玻璃样改变，有时可见不规则的线状影和网状结节影。广泛性磨玻璃状改变和轻度纤维化的改变多提示脱屑性间质性肺炎。与 UIP 不同，其通常不出现蜂窝变，即使高分辨 CT 上也不出现。

儿童多采用糖皮质激素治疗，成人首先要戒烟和激素治疗，都对糖皮质激素治疗反应较好。10 年生存率在 70% 以上。在 Carrington 较大样本的研究中，27.5% 在平均生存 12 年后死亡，更有趣的是 22% 患者未经治疗而改善，在接受治疗的患者中 60% 对糖皮质激素治疗有良好反应。小儿较成人预后差。

**（四）呼吸性细支气管相关的间质性肺炎**

其与脱屑性间质性肺炎极为相似。病理为呼吸性细支气管炎伴发周围的气腔内大量含色素的巨噬细胞聚集，与脱屑性间质性肺炎的病理不同之处是肺泡巨噬细胞聚集只局限于这些区域而远端气腔不受累，而有明显的呼吸性细支气管炎。间质肥厚与脱屑性间质性肺炎相似，所伴气腔改变只限于细支气管周围肺实质。近年来认为这两种肺可能为同一疾病的不同结果，因为这两种改变并没有明确的组织学上的区别，而且表现和病程相似。

发病平均年龄为 36 岁，男性略多于女性，所有患者均是吸烟者，主要症状是咳嗽、气短，杵状指（趾）相对少见。影像学上 2/3 出现网状结节影，未见磨玻璃影，胸部影像学也可以正常。支气管肺泡灌洗液见含色素沉着的肺泡巨噬细胞。成人病例戒烟后病情通常可以改变或稳定，经糖皮质激素治疗的少数病例收到明显效果，可以长期稳定生存。

**（五）非特异性的间质性肺炎**

非特异性的间质性肺炎是近年提出的新概念，起初包括那些难以分类的间质性肺炎，随后不断加以摒除，逐渐演变为独立的临床病理概念。虽然其病因不清，但可能与下列情况相关：某些潜在的结缔组织疾病、药物反应、有机粉尘的吸入、急性肺损伤的缓解期等。非特异性的间质性肺炎也可见于闭塞性细支气管炎伴机化性肺炎的不典型的活检区域。这种情形类似于闭塞性细支气管炎伴机化性肺炎,既可能是很多病因的继发表现,又可以是特发性的,所以十分强调结合临床影像和病理资料来诊断。其特点是肺泡壁内出现不同程度的炎症及纤维化,但缺乏诊断的特异表现,或表现炎症伴轻度纤维化,或表现为炎症及纤维化的混合。病变可以呈灶状,间隔未受波及的肺组织,但病变在时相上是均一的,这一点与 UIP 形成强烈的对比。肺泡间隔内由淋巴细胞和浆细胞混合构成的慢性炎性细胞浸润是其特点。浆细胞通常很多,这种病变在细支气管周围的间质更明显(图 5-3)。

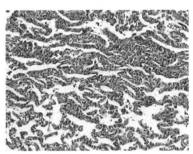

**图 5-3　非特异性的间质性肺炎**
可见肺泡间隔的增厚和淋巴细胞的浸润

　　近 50% 病例可见腔内机化病灶,显示闭塞性细支气管炎伴机化性肺炎的特征表现,但通常病灶小而显著,仅占整个病变的 10% 以下;30% 病例有片状分布的肺泡腔内炎性细胞聚积,这一点容易与脱屑性间质性肺炎相区别,因为非特异性的间质性肺炎有其灶性分布和明显的间质纤维化;1/4 的非特异性的间质性肺炎可出现淋巴样聚合体伴发中心(所谓淋巴样增生),这些病变散在分布,为数不多;罕见的还有形成不良灶性分布的非坏死性肉芽肿。

　　非特异性的间质性肺炎主要发生于中年人,平均年龄为 49 岁,也可发生于儿童,男∶女=1∶1.4。起病隐匿或呈亚急性经过。主要临床表现为咳嗽、气短、渐进性呼吸困难,10% 有发热。肺功能检查表现为限制性通气功能障碍。

　　非特异性的间质性肺炎的影像学改变主要为广泛的磨玻璃样改变和网状影,少数可见实变影。磨玻璃改变为主要的 CT 改变。其网点改变较 UIP 细小,其和 UIP 之间的影像学有相当的重叠。支气管肺泡灌洗液见淋巴细胞增多。

　　非特异性的间质性肺炎治疗用皮质激素效果好,复发时仍可以继续使用。与 UIP 相比,大部分非特异性的间质性肺炎患者对皮质激素有较好的反应和相对较好的预后,5 年内病死率为15%~20%。在 Katzenstein 和 Fiorelli 研究中,11% 死于本病,然而有 45% 完全恢复,44% 保持稳定或改善,预后取决于病变范围。

### (六)隐源性机化性肺炎

其病理改变以闭塞性细支气管炎伴机化性肺炎为主要特点,两者在肺内均呈弥漫性分布。主要表现为终末细支气管、呼吸性细支气管、肺泡管及肺泡内均可见到疏松的结缔组织渗出物,其中可见到单核细胞、巨噬细胞、淋巴细胞及少量的嗜酸性粒细胞、中性粒细胞、肥大细胞,此外尚可见到成纤维细胞浸润。在细支气管、肺泡管及肺泡内可形成肉芽组织,导致管腔阻塞,可见肺泡间隔的增厚,组织纤维化机化后,并不破坏原来的肺组织结构,因而无肺泡壁的塌陷及蜂窝状的改变。

其多见于 50 岁以上的成年人,男女均可发病,大多病史在 3 个月内,近期多有上呼吸道感染的病史。病初有流感样的症状,如发热、咳嗽、乏力、周身不适和体重降低等,常可闻及吸气末的爆裂音,肺功能表现为限制性通气功能障碍。

患者胸片最常见、最特征性的表现为游走性、斑片状肺泡浸润影,呈磨玻璃样,边缘不清。典型患者在斑片状阴影的部位可见支气管充气征,阴影在早期多为孤立性,随着病程而呈多发性,在两肺上、中、下肺野均可见到,但以中、下肺野多见。CT 扫描显示阴影大部分分布在胸膜下或支气管周围,斑片状阴影的大小一般不超过小叶范围。患者的 CT 可见结节影,同时有含气腔的实变、结节影和外周的分布为患者的 CT 特点。支气管肺泡灌洗液见淋巴细胞的比例升高。

对激素治疗反应好,预后较好。

### (七)淋巴间质性肺炎

病理:肉眼上间质内肺静脉和细支气管周围有大小不等黄棕色的结节,坚实如橡皮,结节有融合趋势。镜下:肺叶间隔、肺泡壁、支气管、细支气管和血管周围可见块状混合性细胞浸润,以成熟淋巴细胞为主,有时可见生发中心,未见核分裂,此外还有浆细胞、组织细胞和大单核细胞等。浆细胞为多克隆,可有 B 细胞和 T 细胞,但是以一种为优势(图 5-4)。

诊断:年龄为 50~60 岁,在婴儿和老人也可见到。其临床表现为非特异性,包括咳嗽和进行性的呼吸困难。肺外表现为体重减轻、乏力。发热、胸痛和咯血少见。从就诊到确诊往往需要 1 年左右的时间。一些症状(如咳嗽)可在 X 线异常发生前出现。

肺部听诊可闻及肺底湿啰音,可见杵状指(趾)、肺外淋巴结肿大,脾大少见。

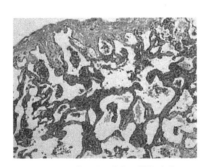

**图 5-4　淋巴细胞间质性肺炎**

男性,5 岁 8 个月,因咳嗽、气促 1 年余,加重 3 个月入院,肺组织
示肺泡间隔增厚,有大量的淋巴细胞浸润,纤维组织增生

最常见的实验室检查异常为异常丙种球蛋白血症,其发生率可达 80%。通常包括多克隆的高丙种球蛋白病。单克隆的高丙种球蛋白病和低丙球血症虽少见但也有描述。肺功能示限制性的肺功能障碍。一氧化碳弥散能力下降,氧分压下降。

淋巴间质性肺炎的影像学检查为网状结节状的渗出,边缘不整齐的小结。有时可见片状实变,大的多发结节。在小儿,可见双侧间质或网点状的渗出,通常有纵隔增宽和肺门增大,显示淋巴组织的过度发育。在 1/3 成人病例中出现蜂窝肺。胸腔渗出不常见。肺 CT 多示 2～4 mm 结节或磨玻璃样阴影。CT 可用于疾病的随访,长期的随访可显示纤维化的发展、支气管扩张的出现、微小结节、肺大疱、囊性变(图 5-5)。

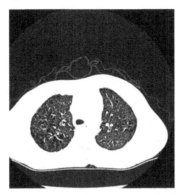

**图 5-5　淋巴细胞间质性肺炎**

男性,5 岁 8 个月,病理诊断为淋巴细胞间质性肺炎,2 年后肺内可见磨玻璃影和小囊泡影

治疗:目前尚无特效的疗法,主要为糖皮质激素治疗,有时可用细胞毒性药物。激素治疗有的病例症状改善,有的病例示肺部浸润进展,不久后恶化。用环

磷酰胺和长春新碱等抗肿瘤治疗,效果不确切。

预后:33%～50%的患者在诊断的 5 年内死亡,大约 5%转化为淋巴瘤。

# 第二节　肺　水　肿

肺水肿是一种肺血管外液体增多的病理状态,浆液从肺循环中漏出或渗出,当超过淋巴引流时,多余的液体即进入肺间质或肺泡腔内,形成肺水肿。

## 一、临床表现

起病或急或缓。胸部不适,或有局部痛感。呼吸困难和咳嗽为主要症状。常见苍白、青紫及惶恐神情,咳嗽时往往吐出泡沫性痰液,并可见少量血液。初起时,胸部物理征主要见于后下胸,如轻度浊音及多数粗大水泡音,逐渐发展到全肺。心音一般微弱,脉搏速而微弱,当病变进展可出现倒气样呼吸、呼吸暂停、周围血管收缩、心搏过缓。

## 二、病理生理

基本原因是肺毛细血管及间质的静水压力差(跨壁压力差)和胶体渗透压差间的平衡遭到破坏。肺水肿常见病因如下。

(1)肺毛细血管静水压升高:血液动力性肺水肿。①血容量过多;②左室功能不全、排血不足,致左房舒张压增高;③肺毛细管跨壁压力梯度增加。

(2)血浆蛋白渗透压降低。

(3)肺毛细血管通透性增加,亦称中毒性肺水肿或非心源性肺水肿。

(4)淋巴管阻塞、淋巴回流障碍也是肺水肿的原因之一。

(5)肺泡毛细血管膜气液界面表面张力增高。

(6)其他原因形成肺水肿:①神经源性肺水肿;②高原性肺水肿;③革兰氏阴性菌败血症;④呼吸道梗阻,如毛细支气管炎和哮喘。

间质性肺水肿及肺泡角新月状积液时,多不影响气体交换,但可能引起轻度肺顺应性下降。肺泡大量积液时可出现下列变化:①肺容量(包括肺总量、肺活量)及残气量减少。②肺顺应性下降,气道阻力及呼吸功能增加。③弥散功能障碍。④气体交换障碍导致动静脉分流,动脉血氧分压减低。气道出现泡沫状液体时,上述通气障碍及换气障碍更进一步加重,出现大量肺内分流,低氧血症加剧。当通气严重不足时,动脉血二氧化碳分压升高,血液氢离子浓度增加,出现呼吸性酸中毒。若缺氧严重、心排血量减低、组织血灌注不足、无氧代谢,造成乳酸蓄积时,可并发代谢性酸中毒。

### 三、诊断

间质肺水肿多无临床症状及体征。肺泡水肿时,肺顺应性减低,首先出现的症状为呼吸增快,动脉血氧降低,$PCO_2$ 由于通气过度可下降,表现为呼吸性碱中毒。肺泡水肿极期,上述症状及体征进展,缺氧加重,如抢救不及时可因呼吸循环衰竭而死亡。

X线检查间质肺水肿可见条索阴影;淋巴管扩张和小叶间隔积液各表现为肺门区斜直线条和肺底水平条状的 Kerby A 和 B 线影。肺泡水肿则可见小斑片状阴影。随病程进展,阴影多融合在肺门附近及肺底部,形成典型的蝴蝶状阴影或双侧弥漫片絮状阴影,致心影模糊不清,可伴叶间及胸腔积液。

### 四、鉴别诊断

肺水肿需与急性肺炎、肺不张及成人呼吸窘迫综合征等相鉴别。

### 五、治疗

治疗的目的是改善气体交换,迅速减少液体蓄积和去除病因。

#### (一)改善肺脏通气及换气功能,缓解缺氧

首先抽吸痰液保持气道通畅,对轻度肺水肿缺氧不严重者可给予鼻导管低流量吸氧。如肺水肿严重,缺氧显著,可相应提高吸氧浓度,甚至开始时用100％氧吸入。下列情况用机械通气治疗:①有大量泡沫痰、呼吸窘迫。②动静脉分流增多,吸氧浓度虽增至 50％～60％ 而动脉血氧分压仍低于 6.7～8.0 kPa(50～60 mmHg)时,表示肺内动静脉分流量超过 30％。③动脉血二氧化碳分压升高。应用人工通气前,应尽量将泡沫吸干净。如间歇正压通气用 50％ 氧吸入而动脉氧分压仍低于 8 kPa(60 mmHg)时,则应用呼气末正压呼吸。

#### (二)采取措施,将水肿液驱回血循环

(1)快速作用的利尿剂,如呋塞米(速尿)对肺水肿有良效,在利尿前症状即可有好转,这是由于肾外效应,血液重新分布,从肺循环到体循环。注射呋塞米15分钟后,肺毛细血管压可降低,然后出现肾效应,即利尿及排出钠、钾,大量利尿后,肺血量减少。

(2)终末正压通气,提高了平均肺泡压,使肺毛细血管跨壁压力差减少,使水

肿液回流入毛细血管。

(3)肢体缚止血带及头高位以减少静脉回心血量,可将增多的肺血量重新分布到周身。

(4)吗啡引起周围血管扩张,减少静脉回心血量,降低前负荷,又可减少焦虑,降低基础代谢。

### (三)针对病因治疗

如针对高血容量采取脱水疗法;针对左心衰竭应用强心剂;用 α 受体阻滞剂(如酚妥拉明5 mg,静脉注射)使血管扩张,减少周围循环阻力及肺血容量,效果良好。近年来有学者静脉滴注硝普钠以减轻心脏前后负荷,加强心肌收缩能力,降低高血压。

### (四)降低肺毛细血管通透性

激素对毛细血管通透性增加所致的非心源性肺水肿,如吸入化学气体、呼吸窘迫综合征及感染性休克的肺水肿有良效。可用氢化可的松 5～10 mg/(kg·d)静脉滴注。病情好转后及早停用。使用抗生素对因感染中毒引起的肺毛细血管通透性增高所致肺水肿有效。

### (五)其他治疗

严重酸中毒可适当给予碳酸氢钠或三羟甲基氨基甲烷等碱性药物,酸中毒纠正后收缩的肺血管可舒张,肺毛细血管静水压降低,肺水肿减轻。

当肺损伤可能是因有毒性的氧自由基引起时,可用抗氧化剂治疗,以清除氧自由基,减轻肺水肿。

# 第三节　阻塞性肺气肿

肺气肿是指终末细支气管远端(呼吸细支气管、肺泡管、肺泡囊和肺泡)的气道弹性减退,过度膨胀、充气和肺容积增大或同时伴有气道壁破坏的病理状态。肺气肿按发病原因有老年性肺气肿、代偿性肺气肿、间质性肺气肿、灶性肺气肿、旁间隔性肺气肿、阻塞性肺气肿等几种类型。

## 一、病因

肺气肿病因极为复杂,简述如下。

## (一)吸烟

纸烟含有多种有害成分,如焦油、尼古丁和一氧化碳等。吸烟者黏液腺藻糖及神经氨酸含量增多,可抑制支气管黏膜纤毛活动,反射性引起支气管痉挛,减弱肺泡巨噬细胞的作用。

## (二)大气污染

尸检材料证明,气候和经济条件相似的情况下,大气污染严重地区肺气肿发病率比污染较轻地区为高。

## (三)感染

呼吸道病毒和细菌感染与肺气肿的发生有一定关系。反复感染可引起支气管黏膜充血、水肿,腺体增生、肥大,分泌功能亢进,管壁增厚狭窄,导致气道阻塞。

## (四)蛋白酶-抗蛋白酶平衡失调

体内的一些蛋白水解酶对肺组织有消化作用,而抗蛋白酶对于弹力蛋白酶等多种蛋白酶有抑制作用。

## 二、症状

慢性支气管炎并发肺气肿时,在原有咳嗽、咳痰等症状的基础上出现了逐渐加重的呼吸困难。最初仅在劳动、上楼或登山、爬坡时有气急,随着病变的发展,在平地活动时,甚至在静息时也感气急。当慢性支气管炎急性发作时,支气管分泌物增多,进一步加重通气功能障碍,胸闷、气急加剧,严重时可出现呼吸功能衰竭的症状,如发绀、头痛、嗜睡、神志恍惚等。

## 三、检查

### (一)X线检查

胸廓扩张,肋间隙增宽,肋骨平行,活动减弱,膈降低且变平,两肺野的透亮度增加。

### (二)心电图检查

一般无异常,有时可呈低电压。

### (三)呼吸功能检查

其对诊断阻塞性肺气肿有重要意义。

（四）血液气体分析

如出现明显缺氧、二氧化碳潴留时，则 $PaO_2$ 降低，$PaCO_2$ 升高，并可出现失代偿性呼吸性酸中毒，pH 值降低。

（五）血液和痰液检查

一般无异常，继发感染时似慢性支气管炎急性发作表现。

## 四、治疗

（1）适当应用舒张支气管药物，如氨茶碱、$\beta_2$ 受体兴奋剂。如有过敏因素存在，可适当选用皮质激素。

（2）根据病原菌或经验应用有效抗生素，如青霉素、庆大霉素、环丙沙星、头孢菌素等。

（3）呼吸功能锻炼：作腹式呼吸，缩唇深慢呼气以加强呼吸肌的活动，增加膈的活动能力。

（4）家庭氧疗：每天 12～15 小时的给氧能延长寿命，若能达到每天 24 小时的持续氧疗，效果更好。

（5）物理治疗：视病情制订方案，如气功、太极拳、呼吸操、定量行走或登梯练习。

（6）预防：首先是戒烟。注意保暖，避免受凉，预防感冒。改善环境卫生，做好个人劳动保护，消除及避免烟雾、粉尘和刺激性气体对呼吸道的影响。

# 第四节 肺 脓 肿

肺脓肿是肺实质由于炎性病变坏死、液化形成脓肿之谓。可见于任何年龄。

## 一、临床表现

起病多隐匿，发热无定型，有持续或弛张型高热，可伴寒战。咳嗽可为阵发性。有时出现呼吸增快或喘憋，胸痛或腹痛，常见盗汗、乏力、体重下降，婴幼儿多伴呕吐与腹泻。如脓肿与呼吸道相通，咳出臭味脓痰，则与厌氧菌感染有关，可咯血痰，甚至大咯血。如脓肿破溃，与胸腔相通，则成脓胸及支气管胸膜瘘。痰量多时，收集起来静置后可分 3 层：上层为黏液或泡沫，中层为浆液，下层为脓块或坏死组织。个别可伴有血痰或咯血。婴儿不会吐痰，常导致呕吐、腹泻，症状可随大量脓痰排出而减轻。肺部体征因病变部位、范围和周围炎症程度而异，一般局部叩诊浊音，呼吸音减低。如脓腔较大，并与支气管相通，咳出较多痰液后，局部叩诊可呈空瓮音，并可闻及管状呼吸音或干湿啰音，语音传导增强。严重者可有呼吸困难及发绀，数周后有的还可出现杵状指（趾）。

### 二、分型

临床上常分为吸入性肺脓肿、血源性肺脓肿与继发性肺脓肿 3 类。

### 三、病理生理

主要继发于肺炎，其次并发于脓毒血症或败血症引起的血源性肺脓肿。偶继发于邻近组织化脓病灶，如肝脓肿、膈下脓肿或脓胸蔓延到肺部。此外，异物吸入（包括神志不清时吸入上呼吸道分泌物或呕吐物）、肿瘤或异物压迫可使支气管阻塞而继发化脓性感染，肺吸虫、蛔虫及阿米巴原虫等也可引起肺脓肿。病原菌以金黄色葡萄球菌、厌氧菌为多见，其次为肺炎链球菌、各型链球菌、流感嗜血杆菌及大肠埃希菌、克雷伯杆菌等。原发性或继发性免疫功能低下和免疫抑制剂应用均可促进其发生。

早期有肺组织炎症和细支气管阻塞，继之有血管栓塞、肺组织坏死和液化形成脓腔，最后可破溃到支气管内，致脓痰和坏死组织排出，脓腔消失后病灶愈合。如脓肿靠近胸膜，可发生局限性纤维素性胸膜炎。周围健全的肺组织显示代偿性膨胀。若治疗不充分或支气管引流不畅，坏死组织留在脓腔内，炎症持续存在则转为慢性，脓腔周围肉芽组织和纤维组织增生，腔壁变厚，引流支气管上皮向内增生，覆盖于脓腔壁上，周围的细支气管受累变形或发生程度不等的扩张。少数患者脓毒栓子可经体循环或椎前静脉丛逆行至脑，引起脑脓肿。

### 四、诊断

（1）有原发病病史。

（2）发病急剧，寒战、高热、胸痛、咳嗽，伴全身乏力、食欲减退，1～2 周后当脓肿破溃与支气管相通后痰量突然增多，为脓痰或脓血痰。若为厌氧菌感染，则痰有恶臭味。

（3）如病变范围小且位于肺的深处，离胸部表面较远，体检时可无异常体征。如病变范围较大且距胸部表面较近，相应局部叩诊浊音，语颤增强，呼吸音减低，或可闻及湿啰音。

(4)血白细胞计数增多,中性粒细胞增高。病程较长可出现贫血,脓痰可多至数百毫升。镜检时见弹力纤维,证明肺组织有破坏,脓痰或气管吸取分泌物培养可得病原菌。

(5)胸部 X 线检查:早期可见大片浓密模糊的炎性浸润阴影,脓腔形成后出现圆形透亮区,内有液平面,其周围有浓密的炎性浸润阴影,脓肿可单发或多发。病变好发于上叶后段、下叶背段及后基底段,右肺多于左肺。异物吸入引起者,以两肺下叶多见。金黄色葡萄球菌败血症引起者,常见两肺多发性小脓肿及肺泡性气肿。治疗后可残留少许纤维条索阴影。慢性肺脓肿腔壁增厚,周围有纤维组织增生,可伴支气管扩张、胸膜增厚。

(6)痰涂片或痰培养可检出致病菌。

(7)纤维支气管镜检查:对病因诊断不能肯定的肺脓肿,纤维支气管镜检查是鉴别单纯肺脓肿和肺结核的重要方法。本病可获取与病因诊断有关的细菌学和细胞学证据,又可对吸出痰液、帮助引流起到一定的治疗作用。

**五、鉴别诊断**

**(一)肺大泡**

在 X 线胸片上肺大泡壁薄,形成迅速,并可在短时间内自然消失。

**(二)支气管扩张继发感染**

根据既往严重肺炎或结核病等病史,典型的清晨起床后大量咳痰,以及 X 线胸片、CT 检查及支气管造影所见,可以鉴别。

**(三)肺结核**

肺脓肿可与结核瘤、空洞型肺结核和干酪性肺炎相混淆。应做结核菌素试验、痰液涂片或培养寻找结核菌。在 X 线胸片上,肺结核空洞周围有浸润影,一般无液平面,常有同侧或对侧结核播散病灶。

**(四)先天性肺囊肿**

其周围肺组织无浸润,液性囊肿呈界限清晰的圆形或椭圆形阴影。

**(五)肺隔离症**

叶内型与支气管相通的囊肿型肺隔离症继发感染时,X 线胸片上可显示有液平面的类似肺脓肿的征象。病灶常位于左下叶后段,胸部 CT、纤维支气管镜检查、主动脉造影可证实。

### (六)肺包虫囊肿

肺包虫病多见于牧区,患者常有犬、牛、羊密切接触史,临床症状较轻。X线胸片上可见单个或多个圆形囊肿,边缘清楚、密度均匀,多位于肺下部,典型者可呈现双弓征、半月征、水上浮莲征等。

### (七)肺吸虫病

肺吸虫病是以肺部病变为主要改变的全身性疾病,早期表现为低热、乏力、盗汗、消瘦。肺型患者咳黏稠腥臭痰,反复咯血,伴胸痛或沉重感。X线胸片开始表现为边缘模糊的云雾状浸润影,内部密度不均,形成脓肿时呈圆形、椭圆形阴影,密度较高,多位于中下肺野。囊肿成熟期表现为大小不等的片状、结节状阴影,边缘清楚,内部有多发性蜂窝状透光区,痰中可查到虫卵。此外,还可进行皮肤试验和补体结合试验。

### (八)阿米巴肺脓肿

可有肠道、肝脏阿米巴病病史。本病主要表现为发热、乏力、盗汗、食欲缺乏、胸痛,咳少量黏液痰或脓性痰、血痰、脓血痰。肝源性阿米巴肺脓肿患者典型痰为巧克力样脓痰。X线胸片上显示右肺中、下野中心区密度浓厚,而周围呈云雾状浸润阴影。如与支气管相通,内容物被排出则会出现液平面。

## 六、治疗

### (一)抗生素治疗

在一般抗细菌感染用药经验基础上,根据痰液细菌培养及敏感试验选用抗生素。对革兰氏阳性菌选用半合成青霉素、第一或第二代头孢菌素类、大环内酯类及万古霉素等;对阴性杆菌则选用氨基糖苷类及广谱青霉素、第二或第三代头孢菌素类。甲硝唑对各种专性厌氧菌有强大的杀菌作用,但对需氧菌、兼性厌氧菌及微量需氧菌无作用。甲硝唑常用剂量为 $20\sim50$ mg (kg·d),分 $3\sim4$ 次口服。对重症或不能口服者,应静脉滴注,$10\sim15$ mg/(kg·d),分 2 次静脉滴注。一般疗程较长,需 $4\sim6$ 周。是否停药要根据临床症状、体温、胸部 X 线检查来决定,待脓腔关闭、周围炎症吸收好转,应逐渐减药至停药。

### (二)痰液引流

保证引流通畅是治疗成败的关键。常用:①体位引流,根据脓肿部位和支气管位置采用不同体位,每次 20 分钟,每天 $2\sim3$ 次。引流前可先作雾化吸入,再协助叩背,使痰液易于排出。但对脓痰量极多,而体格衰弱的患儿宜慎重,以免大量脓痰涌出,窒息气道。②抗生素治疗效果不佳或引流不畅者,可进行支气管镜检查,吸出痰液和于腔内注入药物。③脓腔较大,与胸腔壁有粘连,亦可经胸壁穿刺排脓。④通过支气管肺泡灌洗法排脓,术前充分给氧。可在内镜下将吸引管插入支气管镜,直达需灌洗的支气管或脓腔。也可直接将吸引管经气管插管插入,将吸引管前端缓缓推进到目的支气管。⑤鼓励咳嗽和加用祛痰剂。

### (三)镇静剂和镇咳剂

原则上不使用镇静剂和镇咳剂,以免妨碍痰液的排出。对咯血者应酌情给予镇静剂,如苯巴比妥钠或水合氯醛等,并给予止血药物。此外,给予支气管扩张剂、气道湿化、肺部理疗等均有利于痰液排出。

### (四)支持疗法

注意高蛋白、高维生素饮食,少量多次输血或给予氨基酸及脂肪乳等。

### (五)外科手术治疗

在经内科治疗 2 个月以上无效者,可考虑外科手术治疗。但术后仍需用抗生素治疗。

### (六)局部治疗

对急性肺脓肿,采用气管穿刺或留置肺导管滴入抗生素进行局部治疗,可望脓腔愈合而避免手术治疗。一般采用环甲膜穿刺法,穿刺部位在环状软骨与甲状软骨之间,常规消毒及局麻后,用 7 号血浆抽取针以垂直方向刺入气管,先滴入 4% 普鲁卡因 1～2 mL 麻醉气管黏膜,在 X 线透视下将聚乙烯塑料导管经针孔插至病变部位,其外端口部用消毒纱布包好,胶布固定,滴药前先取适当体位排出脓液,然后缓慢滴入药液,再静卧 1～2 小时。通过留置导管,每天可注药 3～4 次。除婴儿外,2 岁以上小儿均可作为治疗对象。

### 七、预后

一般预后良好。吸入异物所致者,在取出异物后迅速痊愈。有时脓肿经支气管排脓,偶可自愈。并发支气管扩张症、迁徙性脓肿或脓胸时预后较差。

### 八、临床护理及预防

对急性肺炎和败血症应及时彻底治疗。有呼吸道异物吸入时,需迅速取出异物。在扁桃体切除及其他口腔手术过程中,应避免组织吸入肺部。病菌有葡萄球菌、链球菌、肺炎双球菌等。病菌可由呼吸道侵入,也可由血行播散,偶由邻近组织化脓后向肺组织浸润所致。病变与支气管沟通或损伤毛细血管,则引起咳脓痰、咯血。

患儿最好住单间病室,室内气体要新鲜,保持环境安静,定期消毒病室。急性期卧床休息,恢复期可以适当活动。给予高蛋白、高热量、高维生素的半流食或软食,鼓励患儿多进食,以补充疾病的消耗。记出入量,必要时按医嘱补充摄入量。痰液排出不畅,可做体位引流,每天1~2次,每次15~20分钟,于饭前、睡前进行。根据病变部位选择引流的体位。口腔护理:早晚刷牙漱口,饭前、饭后漱口。高热患儿按高热护理常规护理,汗多者用温水擦浴,更换内衣。指导家长为患儿安排好锻炼、休息和治疗。定期返院复查。

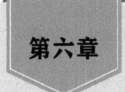

# 第六章　小儿消化系统疾病

## 第一节　功能性消化不良

功能性消化不良(functional dyspepsia,FD)是一组无器质性原因的慢性或间歇性消化道综合征,患病率高,易反复发作,严重影响患儿的生长发育和身心健康。临床症状主要有上腹痛、腹胀、早饱、嗳气、厌食、胃灼热、反酸、恶心和呕吐等。

### 一、病因和发病机制

小儿FD多发于学龄前及学龄儿童,其病因、发病机制、病理生理仍不清楚,可能与多种因素综合作用有关,如精神心理因素、胃肠运动障碍、内脏高敏感、胃酸分泌等。特别与胃排空延缓和停滞、十二指肠反流有密切关系。动力学检查示50%~60%患儿存在胃近端和远端收缩和舒张障碍。某些人口学特征,如家庭居住拥挤、居住条件恶劣、社会经济状况差或家庭内有幽门螺杆菌感染史,应考虑消化不良的症状可能与幽门螺杆菌感染有关。持续的消化不良症状可继发于病毒性感染或腹泻发作,即使原发病已经缓解也可发生,对这些患儿要怀疑病毒感染后的胃轻瘫。

### 二、临床表现

功能性消化不良患儿可有不同的临床症状,某些患儿主要表现为上腹部疼痛,另一部分患儿可以表现为上腹部不适,伴有恶心、早饱、腹胀或饱胀感。餐后饱胀是指正常餐量即出现饱胀感。早饱是指有饥饿感,但进食后不久即有饱感,导致摄入食物明显减少。

### 三、诊断和鉴别诊断

诊断必须包括以下所有条件。

(1)持续或反复发作的上腹部(脐上)疼痛或不适。

(2)排便后不能缓解,或症状发作与排便频率或粪便性状的改变无关(即排除肠易激综合征)。

(3)无炎症性、解剖学、代谢性或肿瘤性疾病的证据可以解释患儿的症状,诊断前至少两个月内,症状至少每周一次,符合上述标准。

对于主诉表达清楚的年长儿童(>4 岁),可以参考罗马Ⅲ标准,并根据主要症状的不同将 FD 分为餐后不适综合征(表现为餐后饱胀或早饱)和上腹痛综合征(表现为上腹痛或烧灼感)2 个亚型。与成人相比,儿童功能性消化不良难以归入溃疡样或动力障碍样消化不良中的任何一型,因此在儿童功能性消化不良的诊断标准中摒弃了这种分型,同时摒弃了为了诊断功能性消化不良强制性进行胃镜检查这条标准。因儿童存在症状描述困难、定位体征不典型等因素,为诊断增加了困难。对于消化不良患儿,需详细询问病史和进行全面体格检查,要了解症状的严重程度与出现频率,其与进餐、排便的关系,尤其注意有否消化不良的报警症状。对有报警症状者要及时行相关检查,以排除器质性疾病。

### 四、实验室检查

应做血常规、肝肾功能、血糖、甲状腺功能、粪便隐血试验和胃食管 24 小时pH 监测。其他辅助检查:上消化道内镜、肝胆胰超声、胸部 X 线检查。超声或放射性核素胃排空检查、胃肠道压力测定等多种胃肠道动力检查手段在 FD 的诊断与鉴别诊断上起到了十分重要的作用。

检查目的:内镜检查主要排除食管、胃、十二指肠炎症、溃疡、糜烂、肿瘤等器质性病变。超声检查排除肝、胆、胰、肾等疾病。

### 五、治疗

罗马Ⅲ儿童标准认为,在儿童功能性消化不良的治疗方面,通常经验性治疗多针对主要症状(疼痛、恶心、腹胀、饱胀或早饱)。对于临床表现各不相同的 FD 患儿,依据其可能存在的发病机制进行整体治疗,选择个体化方案,旨在迅速缓解症状,提高生活质量。

#### (一)一般治疗

帮助患儿家长认识、理解病情,指导其改善患儿生活方式,调整饮食结构和习惯,去除与症状相关的可能发病因素,提高缓解症状的能力。应避免可加重症状的食物(如咖啡、辛辣以及油腻食物)和非甾体抗炎药。

**(二)药物治疗**

根据患儿的临床表现及其与进餐的关系,可选用促动力药、抗酸药和抑酸药,一般疗程为 2~4 周,治疗无效者可适当延长疗程,并可进一步检查,明确诊断后再进行治疗。新近一项 Meta 分析,提示幽门螺杆菌根除治疗对 FD 患者症状的改善是有益的。所以有幽门螺杆菌感染者,需行幽门螺杆菌的根除治疗。

**1.促动力药**

目前小儿常用促进胃肠排空的药物:①多巴胺受体阻滞剂,如甲氧氯普胺,它具有较明显的中枢止吐作用,可增强胃肠动力。因其有导致锥体外系反应的可能,因而限制了其在婴幼儿的使用及长期大剂量使用。多潘立酮是选择性外周多巴胺 $D_2$ 受体阻滞剂,不能透过血-脑屏障,因而无锥体外系不良反应,主要作用是增加胃窦和十二指肠动力,促进胃肠排空,可明显改善 FD 患儿餐后腹胀、早饱等症状。但需要引起注意的是此类药的长期使用可导致催乳素升高,个别患者可能出现乳房胀痛或泌乳现象。②5-羟色胺 4 受体激动剂,如枸橼酸莫沙必利,可明显改善 FD 患者腹胀、早饱等症状。

**2.抗酸及抑酸药**

此类药现在已广泛应用于功能性消化不良的治疗。目前在临床上常用的抗酸药有铝碳酸镁、复方氢氧化铝、碳酸钙口服混悬液等,在一定程度上可以缓解症状。常用的抑酸药有质子泵抑制剂,如奥美拉唑;$H_2$ 受体阻滞剂($H_2$RA),如西咪替丁、雷尼替丁、法莫替丁等。这类药对于缓解腹痛、腹胀、反酸、嗳气、胃灼热等症状有较显著的作用。

**3.根除幽门螺杆菌感染**

新近一项 Meta 分析表示幽门螺杆菌根除治疗对 FD 患者症状的改善是有益的。因此,对于伴幽门螺杆菌感染的 FD 患儿建议进行根除幽门螺杆菌的治疗。同时有研究表明,对于幽门螺杆菌阳性的 FD 患儿,使用奥美拉唑及抗生素根除幽门螺杆菌治疗后,部分患儿的症状可以得到长期改善,比单一使用奥美拉唑的患儿疗效显著。

**(三)精神心理调整**

心理因素在 FD 发病中已越来越受到重视。临床医师应该具备足够的同情心及耐心,给予患儿一定的行为治疗、认知治疗或心理干预,同时可以配合使用一些安慰剂,随着时间的推移,大部分症状都会改善。对于促动力药和抑酸药治疗无效且伴有明显精神心理障碍的患儿,可以在心理科医师协助诊治的情况下,适当给予抗焦虑、抗抑郁药,以此来改善症状。

### 六、预防

并非所有的功能性消化不良的患儿均需接受药物治疗,有些患儿根据医师诊断得知无病及检查结果亦属正常后,可通过改变生活方式与调整食物种类来预防。如建立良好的生活习惯,避免心理紧张因素和刺激性食物,避免服用非甾体抗炎药,对于无法停药者应同时应用胃黏膜保护剂或 $H_2$ 受体拮抗药。

# 第二节　婴幼儿腹泻病

婴幼儿腹泻病,是一组由多病原、多因素引起的以腹泻为主要临床表现的消化道疾病。近年来本病发病率及病死率已明显降低,但仍是婴幼儿的重要常见病和死亡病因。2 岁以下多见,约半数为 1 岁以内。

### 一、病因

#### (一)易感因素

(1)婴幼儿期生长发育快,所需营养物质相对较多,胃肠道负担重,经常处于紧张的工作状态,易发生消化功能紊乱。

(2)消化系统发育不成熟,胃酸和消化酶分泌少,消化酶活性低,对食物质和量的变化耐受力差;胃内酸度低,胃排空较快,对进入胃内的细菌杀灭能力弱。

(3)血清免疫球蛋白(特别是 IgM 和 IgA)和肠道分泌型 IgA 均较低。

(4)正常肠道菌群对入侵的病原体有拮抗作用,而新生儿正常肠道菌群尚未建立,或因使用抗生素等引起肠道菌群失调,易患肠道感染。

(5)人工喂养:母乳中含有大量体液因子(SIgA、乳铁蛋白)、巨噬细胞和粒细胞、溶菌酶、溶酶体,有很强的抗肠道感染作用。家畜乳中虽有某些上述成分,但在加热过程中被破坏,而且人工喂养的食物和食具极易受污染,故人工喂养儿肠道感染发生率明显高于母乳喂养儿。

### (二)感染因素

**1.肠道内感染**

肠道内感染可由病毒、细菌、真菌、寄生虫引起,以前两者多见,尤其是病毒。

(1)病毒感染:人类轮状病毒是婴幼儿秋冬季腹泻的最常见病原;诺沃克病毒多侵犯儿童及成人;其他如埃可病毒、柯萨奇病毒、腺病毒、冠状病毒等都可引起肠道内感染。

(2)细菌感染(不包括法定传染病)如下。

大肠埃希菌:①致病性大肠埃希菌。近年来由此菌引起的肠炎已较少见,但仍可在新生儿中流行。②产毒性大肠埃希菌,是较常见的引起肠炎的病原。③出血性大肠埃希菌,可产生与志贺菌相似的肠毒素而致病。④侵袭性大肠埃希菌,可侵入结肠黏膜引起细菌性痢疾样病变和临床症状。⑤黏附-集聚性大肠埃希菌,黏附于下段小肠和结肠黏膜而致病。

空肠弯曲菌:又名螺旋菌或螺杆菌,是肠炎的重要病原菌,可侵入空肠、回肠、结肠。有些菌株可产生肠毒素。

耶尔森菌:引起肠炎较常见的致病菌。

其他细菌和真菌:鼠伤寒沙门菌、变形中杆菌、铜绿假单胞菌(绿脓杆菌)和克雷伯杆菌等有时可引起腹泻,在新生儿较易发病。长期应用广谱抗生素引起肠道菌群失调,可诱发白色念珠菌、金黄色葡萄球菌、难辨梭状芽孢杆菌、变形杆菌、铜绿假单胞菌等引起的肠炎。长期用肾上腺皮质激素使机体免疫功能下降,易发生白色念珠菌或其他条件致病菌肠炎。

(3)寄生虫感染:梨形鞭毛虫、结肠小袋虫等。

**2.肠道外感染**

患中耳炎、上呼吸道感染、肺炎、肾盂肾炎、皮肤感染、急性传染病等可出现腹泻。肠道外感染的某些病原体(主要是病毒)也可同时感染肠道,引起腹泻。

### (三)非感染因素

**1.饮食因素**

(1)喂养不当可引起腹泻,多为人工喂养儿。

(2)过敏性腹泻,如对牛奶或大豆过敏而引起腹泻。

(3)原发性或继发性双糖酶(主要为乳糖酶)缺乏或活性降低,肠道对糖的消化吸收不良而引起腹泻。

**2.气候因素**

腹部受凉使肠蠕动增加,天气过热使消化液分泌减少都可引起腹泻。

**3.精神因素**

精神紧张致胃肠道功能紊乱,也可引起腹泻。

## 二、发病机制

导致腹泻的机制:①渗透性腹泻。因肠腔内存在大量不能被吸收的具有渗透活性的物质而引起的腹泻。②分泌性腹泻。肠腔内电解质分泌过多而引起的腹泻。③渗出性腹泻。炎症所致的液体大量渗出而引起的腹泻。④动力性腹泻。肠道运动功能异常而引起的腹泻。但临床上不少腹泻并非由某种单一机制引起,而是在多种机制共同作用下发生的。

### (一)非感染性腹泻

由于饮食量和质不恰当,食物消化、吸收不良,积滞于小肠上部,致酸度减低,肠道下部细菌上窜并繁殖(即内源性感染),使消化功能更加紊乱。在肠内可产生小分子短链有机酸,使肠腔内渗透压增高,加之食物分解后腐败性毒性产物刺激肠道,使肠蠕动增加,而致腹泻。

### (二)感染性腹泻

**1.细菌肠毒素作用**

有些肠道致病菌分泌肠毒素,细菌不侵入肠黏膜组织,仅接触肠道表面,一般不造成肠黏膜组织学损伤。肠毒素抑制小肠绒毛上皮细胞吸收 $Na^+$、$Cl^-$ 及水,促进肠腺分泌 $Cl^-$,使肠液中 $Na^+$、$Cl^-$、水分增加,超过结肠的吸收限度而导致腹泻,排出大量无脓血的水样便,并可导致脱水、电解质紊乱。

**2.细菌侵袭肠黏膜作用**

有些细菌可侵入肠黏膜组织,造成广泛的炎症反应,如充血、水肿、炎症细胞浸润、溃疡、渗出。大便初为水样,后以血便或黏冻状大便为主。大便常规检查与菌痢同。可有高热、腹痛、呕吐、里急后重等症状。

**3.病毒性肠炎**

轮状病毒颗粒侵入小肠绒毛的上皮细胞,小肠绒毛肿胀缩短、脱落,绒毛细胞毁坏后其修复功能不全,使水、电解质吸收减少,而导致腹泻。肠腔内的碳水化合物分解吸收障碍,又被肠道内细菌分解,产生有机酸,增加肠内渗透压,使水分进入肠腔而加重腹泻。轮状病毒感染仅有肠绒毛破坏,故粪便镜检阴性或仅有少量白细胞。

## 三、临床表现

### (一)各类腹泻的临床表现

#### 1.轻型腹泻

轻型腹泻多为饮食因素或肠道外感染引起。每天大便多在 10 次以下,呈黄色或黄绿色,稀糊状或蛋花汤样,有酸臭味,可有少量黏液及未消化的奶。大便镜检可见大量脂肪球。无中毒症状,精神尚好,无明显脱水、电解质紊乱。多在数天内痊愈。

#### 2.重型腹泻

重型腹泻多由肠道内感染所致。有以下 3 组症状。

(1)严重的胃肠道症状:腹泻频繁,每天排便 10 次以上,多者可达数十次。大便呈水样或蛋花汤样,有黏液,量多,倾泻而出。粪便镜检有少量白细胞。伴有呕吐,甚至吐出咖啡渣样物。

(2)全身中毒症状:发热、食欲低下、烦躁不安、精神萎靡、嗜睡,甚至昏迷、惊厥。

(3)水、电解质、酸碱平衡紊乱症状。

脱水:由于吐泻丧失体液和摄入量减少所致。体液丢失量的不同及水与电解质丢失的比例不同,可造成不同程度、不同性质的脱水。

代谢性酸中毒:重型腹泻都有代谢性酸中毒,脱水越重酸中毒也越重,原因:①腹泻时,大量碱性物质如 $Na^+$、$K^+$ 随大便丢失。②进食少和肠吸收不良,使脂肪分解增加,产生大量中间代谢产物——酮体。③失水时血液变稠,血流缓慢,组织缺氧引起乳酸堆积和肾血流量不足,排酸保碱功能低下。

低钾血症:呕吐和腹泻可致大量失钾;腹泻时进食少,钾的摄入量不足;肾脏保钾的功能比保钠差,在缺钾时,尿中仍有一定量的钾排出。由于以上原因,腹泻患儿都有不同程度的缺钾,尤其是久泻和营养不良者。但在脱水、酸中毒未纠正前,体内钾的总量虽然减少,而血钾多数正常。其主要原因:①血液浓缩;②酸中毒时钾从细胞内向细胞外转移;③尿少使钾排出量减少。随着脱水、酸中毒的纠正,血钾被稀释,输入的葡萄糖合成糖原使钾从细胞外向细胞内转移,同时由于利尿后钾排出增加,腹泻不止时从大便继续失钾,因此血钾继续降低。

低钙和低镁血症:进食少,吸收不良,由大便丢失钙、镁,使体内钙、镁减少,但一般为轻度缺乏。久泻或有活动性佝偻病者血钙低。但在脱水时,由于血液浓缩,体内钙总量虽低,而血钙浓度不低,酸中毒可使钙离子增加,故可不出现低钙症状。脱水和酸中毒被纠正后,血液稀释,离子钙减少,可出现手足搐搦和惊厥。极少数久泻和营养不良者,偶见低镁症状,故当输液后出现震颤、手足搐搦或惊厥,用钙治疗无效时,应想到可能有低镁血症。

3.迁延性和慢性腹泻

病程连续超过2周者称迁延性腹泻,超过2个月者称慢性腹泻。多与营养不良和急性期未彻底治疗有关,以人工喂养儿多见。凡迁延性腹泻,应注意检查大便中有无真菌孢子和菌丝及梨形鞭毛虫。应仔细查找引起病程迁延和转为慢性的原因。

**(二)不同病因所致肠炎的临床特点**

1.轮状病毒肠炎

其又称秋季腹泻。多发生在秋冬季节。多见于6个月至2岁小儿,起病急,常伴发热和上呼吸道感染症状,多先有呕吐,每天大便10次以上,甚至数十次,量多,水样或蛋花汤样,黄色或黄绿色,无腥臭味,常出现水及电解质紊乱。近年报道,轮状病毒感染亦可侵犯多个脏器,偶可产生神经系统症状,如惊厥等。50%左右患儿心肌酶谱异常,提示心肌受累。本病为自限性疾病,病程多为3~8天。大便镜检偶见少量白细胞。血清抗体一般在感染后3周上升。

2.3种类型大肠埃希菌肠炎

(1)致病性大肠埃希菌肠炎:以5~8月份多见。年龄多<1岁,起病较缓,大便每天5~10次,黄绿色蛋花汤样,量中等,有霉臭味和较多黏液。镜检有少量白细胞。常有呕吐,多无发热和全身症状。重者可有脱水、酸中毒及电解质紊乱。病程1~2周。

(2)产毒性大肠埃希菌肠炎:起病较急。重者腹泻频繁,大便量多,呈蛋花汤样或水样,有黏液,镜检偶见白细胞。可发生脱水、电解质紊乱、酸中毒。也有轻症者。一般病程为5~10天。

(3)侵袭性大肠埃希菌肠炎:起病急,高热,腹泻频繁,大便呈黏冻状,含脓血。常有恶心、呕吐、腹痛,可伴里急后重。全身中毒症状严重,甚至休克。临床症状与大便常规化验不能与菌痢区别,需做大便细菌培养加以鉴别。

3.鼠伤寒沙门菌小肠结肠炎

鼠伤寒沙门菌小肠结肠炎是小儿沙门菌感染中最常见者。全年均有发生,以6~9月发病率最高。年龄多为2岁以下,<1岁者占1/3~1/2。许多家禽、家畜、鼠、鸟、冷血动物是自然宿主,蝇、蚤可带菌传播,也可经口感染。起病较急,主要症状为腹泻,有发热、厌食、呕吐、腹痛等。大便一般每天6~10次,重者每天可达30次以上。大便初为黄绿色稀水便或黏液便,病程迁延时呈深绿色黏液脓便或脓血便。大便镜检有多量白细胞及红细胞。轻症排出数次不成形大便

后即痊愈。腹泻频繁者迅速出现严重中毒症状、明显脱水及酸中毒,甚至发生休克和弥散性血管内凝血。少数重者呈伤寒败血症症状,并出现化脓灶。一般病程为2~4周。

4.金黄色葡萄球菌肠炎

其多因长期应用广谱抗生素引起肠道菌群失调,使耐药的金葡菌在肠道大量繁殖,侵袭肠壁而致病。腹泻为主要症状,轻症日泻数次,停药后即逐渐恢复。重症腹泻频繁,大便有腥臭味,水样,黄或暗绿,似海水色,黏液较多,有假膜出现,少数有血便,伴有腹痛和中毒症状,如发热、恶心、呕吐、乏力、谵妄,甚至休克。大便镜检有大量脓细胞和成簇的革兰阳性球菌。大便培养有金黄色葡萄球菌生长,凝固酶阳性。

5.真菌性肠炎

其多见于2岁以下患儿,常为白色念珠菌所致。主要症状为腹泻,大便稀黄,有发酵气味,泡沫较多,含黏液,有时可见豆腐渣样细块(菌落),偶见血便。大便镜检可见真菌孢子和假菌丝,真菌培养阳性,常伴鹅口疮。

**四、实验室检查**

**(一)轮状病毒检测**

1.电镜检查

采集急性期(起病3天以内)粪便的滤液或离心上清液染色后电镜检查,可查见该病毒。

2.抗体检查

(1)补体结合反应:以轮状病毒阳性大便作抗原,做补体结合试验,阳性率较高。

(2)酶联免疫吸附试验:能检出血清中IgM抗体。较补体结合法更敏感。

**(二)细菌培养**

细菌培养可从粪便中培养出致病菌。

**(三)真菌检测**

(1)涂片检查:从大便中找真菌,发现念珠菌孢子及假菌丝则对诊断有帮助。

(2)可做培养和病理组织检查。

(3)免疫学检查。

**五、诊断和鉴别诊断**

根据发病季节、病史(包括喂养史和流行病学资料)、临床表现和大便性状可以作出临床诊断。必须判定有无脱水(程度和性质)、电解质紊乱和酸碱失衡。积极寻找病因。需要和以下疾病鉴别。

**(一)生理性腹泻**

其多见于 6 个月以下婴儿,外观虚胖,常有湿疹。出生后不久即腹泻,但除大便次数增多外,无其他症状,食欲好,生长发育正常,到添加辅食后便逐渐转为正常。

**(二)细菌性痢疾**

常有接触史,根据发热、腹痛、脓血便、里急后重等症状及大便培养可资鉴别。

**(三)坏死性肠炎**

中毒症状严重,腹痛、腹胀、频繁呕吐、高热。大便初为稀水黏液状或蛋花汤样,后为血便或"赤豆汤样"便,有腥臭味,隐血强阳性,重症常有休克。腹部 X 线检查有助于诊断。

**六、治疗**

治疗原则:调整饮食,预防和纠正脱水,合理用药,加强护理,防治并发症。

**(一)饮食疗法**

应强调继续饮食,满足生理需要。轻型腹泻停止喂不易消化的食物和脂肪类食物。吐泻严重者应暂时禁食,一般不禁水。禁食时间一般不超过 4 小时。母乳喂养者继续哺乳,暂停辅食。人工喂养者可先给米汤、稀释牛奶、脱脂奶等。

**(二)护理**

勤换尿布,冲洗臀部,预防上行性泌尿道感染和红臀。感染性腹泻注意消毒隔离。

**(三)控制感染**

病毒性肠炎不用抗生素,以饮食疗法和支持疗法为主。非侵袭性细菌所致急性肠炎除对新生儿、婴儿、衰弱儿和重症者使用抗生素外,一般也不用抗生素。侵袭性细菌所致肠炎一般需用抗生素治疗。

水样便腹泻患儿多为病毒及非侵袭性细菌所致,一般不用抗生素,应合理使用液体疗法,选用微生态制剂和黏膜保护剂。如伴有明显中毒症状不能用脱水解释者,尤其是对重症患儿、新生儿、小婴儿和衰弱患儿(免疫功能低下)应选用抗生素治疗。

黏液、脓血便患者多为侵袭性细菌感染,应根据临床特点,针对病原经验性选用抗菌药物,再根据大便细菌培养和药敏试验结果进行调整。针对大肠埃希菌、空肠弯曲菌、耶尔森菌、鼠伤寒沙门菌所致感染选用庆大霉素、卡那霉素、氨苄西林、红霉素、氯霉素、头孢菌素、诺氟沙星、环丙沙星、呋喃唑酮、复方新诺明等,均可有疗效。但有些药如诺氟沙星、环丙沙星等喹诺酮类抗生素对小儿一般禁用,卡那霉素、庆大霉素等氨基糖苷类抗生素又可致耳聋或肾损害,故6岁以下小儿禁用。金黄色葡萄球菌肠炎、假膜性肠炎、真菌性肠炎应立即停用原使用的抗生素,根据症状可选用万古霉素、新青霉素、利福平、甲硝唑或抗真菌药物治疗。

**(四)液体疗法**

**1.口服补液**

世界卫生组织推荐的口服补液盐可用于腹泻时预防脱水以及纠正轻、中度患儿的脱水。新生儿和频繁呕吐、腹胀、休克、心肾功能不全等患儿不宜口服补液。补液步骤除无扩容阶段外,与静脉补液基本相同。

(1)补充累积损失:轻度脱水约为 50 mL/kg,中度脱水为 80～100 mL/kg,在 8～12 小时内服完。

(2)维持补液阶段:脱水纠正后将口服补液盐溶液加等量水稀释后使用。口服液量和速度根据大便量适当增减。

**2.静脉补液**

中度以上脱水或吐泻严重或腹胀者需静脉补液。

(1)第一天(24 小时)补液。

输液总量:包括补充累积损失量、继续损失量及生理需要量。按脱水程度定累积损失量,按腹泻轻重定继续损失量,将 3 项加在一起概括为以下总量,可适用于大多数病例,轻度脱水为 90～120 mL/kg,中度脱水为 120～150 mg/kg,重度脱水为 150～180 mL/kg。

溶液种类:按脱水性质而定。补充累积损失量等渗性脱水用 1/2～2/3 张含钠液,低渗性脱水用 2/3 张含钠液,高渗性脱水用 1/3 张含钠液,继续补充损失量用 1/3～1/2 张含钠液,补充生理需要量用 1/5～1/4 张含钠液。根据临床表现判断脱水性质有困难时,可先按等渗性脱水处理。

补液步骤及速度:主要取决于脱水程度和继续损失的量及速度。

扩容阶段:重度脱水有明显周围循环障碍者首先用 2∶1 等张含钠液(2 份

生理盐水+1份1.4%碳酸氢钠液)20 mg/kg(总量不超过300 mL),于30~60分钟内静脉注射或快速静脉滴注,以迅速增加血容量,改善循环功能和肾功能。

以补充累积损失量为主的阶段:在扩容后根据脱水性质选用不同溶液(扣除扩容液量)继续静脉补液。中度脱水无明显周围循环障碍者不需扩容,可直接从本阶段开始。本阶段(8~12小时)滴速宜稍快,一般为每小时8~10 mL/kg。

维持补液阶段:经上述治疗,脱水基本纠正后尚需补充继续损失量和生理需要量。输液速度稍放慢,将余量于12~16小时内滴完,一般约每小时5 mL/kg。

各例病情不同,进水量不等,尤其是大便量难以准确估算,故需在补液过程中密切观察治疗后的反应,随时调整液体的成分、量和滴速。

纠正酸中毒:轻、中度酸中毒一般无须另行纠正,因在输入的溶液中已有一部分碱性液,而且经过输液后循环和肾功能改善,酸中毒随即纠正。对重度酸中毒可另加碳酸氢钠等碱性溶液进行纠正。

钾的补充:一般患儿按3~4 mmol/(kg·d)[相当于氯化钾200~300 mg/(kg·d)],缺钾症状明显者可增至4~6 mmol/(kg·d)[相当于氯化钾300~450 mg/(kg·d)]。必须在肾功能恢复较好(有尿)后开始补钾。含钾液体绝对不能静脉推注。若患儿已进食,食量达正常一半时,一般不会缺钾。

钙和镁的补充:一般患儿无须常规服用钙剂。对有营养不良或佝偻病者应早给钙。在输液过程中如出现抽搐,可给予10%葡萄糖酸钙5~10 mL缓慢静脉滴注,必要时重复使用。若抽搐患儿用钙剂无效,应考虑低血镁的可能,可测血清镁,用25%硫酸镁,每次0.1 mL/kg,深部肌内注射,每6小时一次,每天3~4次,症状缓解后停用。

(2)第二天以后(24小时后)的补液:经过24小时左右的补液后,脱水、酸中毒、电解质紊乱已基本纠正。以后的补液主要是补充生理需要量和继续损失量,防止发生新的累积损失,继续补钾,供给热量。一般生理需要量按60~80 mL/(kg·d),用1/5张含钠液补充;继续损失量原则上丢多少补多少,如大便量一般,可在30 mL/(kg·d)以下,用1/3~1/2张含钠液补充。生理需要量和继续损失量可加在一起于12~24小时内匀速静脉滴注。无呕吐者可改为口服补液。

### (五)对症治疗

**1.腹泻**

对一般腹泻患儿不宜用止泻剂,应着重病因治疗和液体疗法。仅在经过治疗后一般状态好转、中毒症状消失,而腹泻仍频者,可用鞣酸蛋白、碱式碳酸铋、氢氧化铝等收敛剂。微生态疗法有助于肠道正常菌群的生态平衡,有利于控制腹泻。常用制剂有双歧杆菌、嗜酸乳酸杆菌和粪链球菌制剂。肠黏膜保护剂,如蒙脱石粉能吸附病原体和毒素,维持肠细胞的吸收和分泌功能,增强肠道屏障功能,阻止病原微生物的攻击。

**2.腹胀**

多因肠道细菌分解糖产气而引起,可肌内注射新斯的明,肛管排气。晚期腹胀多因缺钾,宜及早补钾预防。若因中毒性肠麻痹所致腹胀除治疗原发病外可用酚妥拉明。

**3.呕吐**

多为酸中毒或全身中毒症状,随着病情好转可逐渐恢复。必要时可肌内注射氯丙嗪。

### (六)迁延性和慢性腹泻的治疗

迁延性腹泻常伴有营养不良等症状,应仔细寻找引起病程迁延的原因,针对病因治疗。

(1)对于肠道内细菌感染,应根据大便细菌培养和药敏试验选用抗生素,切忌滥用,以免引起肠道菌群失调。

(2)调整饮食不宜过快,母乳喂养儿暂停辅食,人工喂养儿可喂脱脂乳,口服助消化剂,如胃蛋白酶、胰酶等。应用微生态调节剂和肠黏膜保护剂,或辅以静脉营养,补充各种维生素。

(3)有双糖酶缺乏时,暂停乳类,改喂豆浆或发酵奶加葡萄糖。

(4)中医辨证论治,可配合中药、推拿、捏脊、针灸等。

# 第三节 肠 套 叠

肠套叠是肠管的一部分连同相应的肠系膜套入邻近肠腔内的一种特殊类型

的肠梗阻,本病是婴儿时期的一种特有疾病,是最常见的婴幼儿急腹症,居婴幼儿肠梗阻原因的首位。根据病因不同,分为原发性肠套叠与继发性肠套叠;根据年龄的不同,分为婴儿肠套叠与儿童肠套叠。

急性肠套叠随着年龄的增长发病率逐渐降低。常见于 2 岁以下婴幼儿,4~10 个月为发病年龄高峰。男孩发病比女孩多 2~3 倍,健康肥胖儿多见。发病季节与胃肠道病毒感染流行相一致,以春末夏初最为集中。

## 一、病因

肠套叠分为原发性与继发性两类。肠套叠的病因尚未完全明确,其发病机制公认为与肠套叠起点的存在和肠蠕动的紊乱有关。

### (一)原发性肠套叠

原发性肠套叠是指非肠管器质性病变引起的肠套叠。约 95% 的小儿肠套叠属于原发性。

1.套叠起点

关于原发性肠套叠起点的产生,尚无统一学说,可能与下列因素有关。

(1)回盲部解剖因素学说:婴幼儿肠套叠主要发生在回盲部,婴幼儿期回盲部较游动,回盲瓣呈唇样凸入肠腔,加上该区淋巴组织丰富,受炎症或食物刺激后易引起回盲瓣充血、水肿、肥厚,肠蠕动易将肿大回盲瓣向前推移,牵拉肠管形成套叠。

(2)病毒感染学说:小儿受到腺病毒和轮状病毒感染后,可引起末段回肠的集合淋巴结增生,局部肠壁增厚,甚至形成肿物向肠腔凸起,构成套叠起点,加之肠道受病毒感染,蠕动增强,导致发病。春末夏初是腺病毒感染的高发季节,因此肠套叠在此时期发病较多,目前已分离出腺病毒非流行性Ⅰ、Ⅱ和Ⅴ血清型。

2.肠蠕动紊乱

(1)饮食改变因素:婴幼儿期为肠蠕动节律处于较大变化时期,当增添辅食或食物的性质、温度发生变化时,婴幼儿肠道不能立即适应食物改变的刺激,易引起肠功能紊乱而诱发肠套叠,婴儿出生后 4~10 个月,正是添加辅食时期,故此年龄段是发病高峰期。

(2)肠痉挛因素:由于食物、肠炎、腹泻、细菌等因素刺激肠道产生痉挛,使肠蠕动功能节律紊乱或逆蠕动而引起肠套叠,若小儿属于痉挛体质,则更易发生肠套叠。

(3)免疫反应不平衡因素:原发性肠套叠多发生于 1 岁以内,恰为机体免疫功能不完善时期,肠壁局部免疫功能易破坏。加之蠕动紊乱而诱发肠套叠。

### (二)继发性肠套叠

继发性肠套叠指肠管器质性病变引起的肠套叠。约5%的病例属于继发性,多数是儿童。器质性病变以梅克尔憩室为最多,其次有息肉、血管瘤、腺肌瘤、腹型紫癜形成的肠壁血肿、异位胰腺、淋巴瘤、肠囊肿、阑尾内翻等。肠壁上的病变成为套叠起点被肠蠕动推动,牵引肠壁而发生肠套叠。

## 二、病理

### (一)肠套叠的病理解剖结构

肠套叠由鞘部、套入部组成。外层肠管为鞘部,进入肠管为套入部,套入部最远点为头部,肠管从外面卷入处为颈部。一个肠套叠由三层肠壁组成,称为单套,由五层肠壁组成则为复套,即单套再套入相邻的远端肠管内。肠套叠一般是近端肠管套入远端肠管内,与肠蠕动方向一致,称为顺行性肠套叠。一般肠套叠为顺行性肠梗阻。若远端套入近端,称为逆行性肠套叠,较为罕见。

### (二)肠套叠的类型

一般按套入部的最近端和鞘部最远端的肠管名称分类,将肠套叠分为6型。

(1)回结型:以回肠末端为出发点,回肠通过回盲瓣内翻套入结肠中,盲肠与阑尾不套入鞘内,此型最多,约占30%。

(2)回盲型:以回盲瓣为出发点,盲肠、阑尾随之套入鞘内,此型占50%~60%。

(3)回回结型:复套,回肠套入回肠后再套入结肠,占10%左右。

(4)小肠型:小肠套入小肠,比较少见,此型占5%~10%,包括空空型、回回型、空回型。

(5)结肠型:结肠套入结肠,极少见。

(6)多发型:在肠管不同区域内有分开的2个、3个或更多的肠套叠。

### (三)肠套叠的病理改变

肠套叠的基本病理变化是肠腔梗阻、肌肉痉挛和血液循环障碍。肠套叠发生后,套入部随着肠蠕动不断向前推进,该段肠管相应所附的肠系膜也被牵入鞘内,颈部束紧,不能自动退出。鞘部肠管持续痉挛紧缩,致使套入部的肠系膜血管被鞘部嵌压而发生血液循环障碍。初期静脉回流受阻,组织瘀血水肿,套入部肠壁静脉怒张,破裂出血,与肠黏液混合成果酱样胶冻状物排出。肠壁水肿继续加重,动脉受压,套入部因供血停止而发生坏死,套入部的坏死呈现淤血性坏死,为静脉性坏死。而鞘部肠壁则因高度扩张与长期痉挛可发生缺血性坏死,呈局灶性灰白色点状坏死,为动脉性坏死。鞘部灶性动脉性坏死容易被忽略,灌肠复位时极易穿孔,手术复位时也不易被发现,比套入部静脉性坏死更具危险性。

**三、临床表现**

小儿肠套叠的临床症状随年龄而有所不同。可分为婴儿肠套叠和儿童肠套叠两类。

**(一)婴儿肠套叠**

1.腹痛

腹痛为肠套叠出现最早且最主要的症状,而哭闹则为婴儿腹痛特有的表现,以突发、剧烈、节律性的哭闹为特征。原本很健康的婴儿忽然哭闹不安、面色苍白、紧握双拳、屈膝缩腹、手足乱动、拒食拒奶,发作持续 3～5 分钟后自行缓解,间隔 10～20 分钟,重新发作。这种阵发性哭闹是由于肠蠕动将套入肠段向前推进,肠系膜被牵拉,肠套鞘部产生强烈收缩而引起的剧烈腹痛,当蠕动波过后,患儿即转为安静。随着缓解期逐渐缩短,患儿渐渐精神萎靡、嗜睡,随后进入休克状态,而哭闹、腹痛反不明显。

2.呕吐

肠套叠为早期症状之一,腹痛发作后不久就会发生呕吐,初为乳汁、乳块或食物残渣,而后带有胆汁,晚期则吐粪便样液体。早期呕吐是因肠系膜被强烈牵拉,导致神经反射性呕吐,晚期则由肠梗阻引起。

3.便血

便血为肠套叠特征性表现,多发生于疾病开始的 8～12 小时,典型的血便是红果酱样黏液血便,也可有鲜血便或脓血便,几小时后又可以重复排出几次。纵使家长忽视了婴儿的哭闹和呕吐,但在发生血便时一定会来医院求治。一部分患儿来院就诊时尚未便血,肛门指检时可发现指套上染有果酱色黏液。出血是由于肠套叠时,肠系膜被牵入嵌闭于套入部的肠壁间,发生血液循环障碍而引起黏膜渗血,与肠黏液、粪便混合形成暗红色胶冻样液体。

4.腹部肿物

腹部触及肿物是有意义的诊断。肿物多位于右上腹或中上腹,实性、光滑、稍可移动,并有压痛。随病情进展,肿物变长,沿结肠框分布,呈腊肠状。多数患儿由于回肠末端及盲肠套入结肠内,右下腹比较松软而有空虚感。严重者套入部达直肠,肛门指诊可触及子宫颈样物,偶见肿物从肛门脱出。一旦肠管有坏死倾向,腹胀加重,腹肌紧张,肿物常触诊不清。

5.全身情况

病程早期,患儿一般情况良好,体温正常,仅表现为面色苍白、精神欠佳。晚期精神萎靡、表情呆钝、嗜睡、脱水、发热,甚至有休克、腹膜炎征象。

(二)儿童肠套叠

多为继发性,病程较缓慢,呈亚急性不全性肠梗阻。可有反复发作的病史,发生肠套叠后也可自行复位。主要表现为腹痛,偶有呕吐,少有血便,腹壁薄者可触及腹部肿物。

四、诊断与鉴别诊断

(一)诊断

1.临床诊断

典型肠套叠的四联症为阵发性腹痛、呕吐、血便和腹部肿块。当患儿出现几个小时以上的无原因剧烈哭闹,时哭时停,伴有呕吐,随即排出血便时,诊断并不困难。不典型肠套叠包括无痛性频繁呕吐型、无痛性便血型、精神萎靡尚未便血的休克型,这些类型的肠套叠是以单一症状为主症,缺乏典型的临床表现,很容易漏诊、误诊。依据患儿的年龄、性别、发病季节应考虑肠套叠的可能。此时应在镇静状态下仔细检查腹部是否触及肿块,施行肛门指检观察指套上有无血染,以协助诊断。

2.X线检查

肠套叠时,腹平片可无异常征象,也可呈现肠扩张,结肠内均匀致密的肿物阴影,腹立位片见小肠扩张,有张力性气液面,显示肠梗阻征象。腹平片诊断肠套叠虽无特异性征象,但可提示肠梗阻的诊断。

钡灌肠检查是在X线透视下,由肛门缓缓注入25%硫酸钡生理盐水溶液,水平压力为 $5.9\sim8.8$ kPa($60\sim90$ cmH$_2$O)透视下可见到钡剂在结肠的套入部受阻,呈杯状或钳状阴影。

气体灌肠是在X线透视下,经肛门注气,压力为 $8.0$ kPa($60$ mmHg),套叠顶端致密的软组织肿块呈半圆形,向充气的结肠内突出,气柱前端形成杯口影、钳状阴影或球形阴影。

B超检查对肠套叠具有较高的确诊率。超声扫描显示肠套叠的横断面呈"同心圆"征或"靶环"征,纵断面呈"套筒"征或"假肾"征。

**(二)鉴别诊断**

鉴别诊断应以发病年龄为主要思考线索,以主要症状为鉴别要点,与具有腹痛、便血、腹块的婴幼儿其他疾病相鉴别。

1.细菌性痢疾

肠套叠血便不典型且伴有腹泻者可误诊为细菌性痢疾。菌痢多见于夏季,起病急骤,体温升高较快,在早期即可达 39 ℃,大便次数频繁,含有大量黏液及脓血,粪便检查见到脓细胞及红细胞,细菌培养阳性即可确诊。

2.过敏性紫癜

腹型紫癜患儿有阵发性腹痛和呕吐,有腹泻和便血,粪便为暗红色,由于肠管有水肿、出血而增厚,有时在右下腹部能触及肿块,易与肠套叠混淆。过敏性紫癜的特点为双下肢有出血性皮疹,膝关节和踝关节肿痛,部分病例还有血尿,这些临床表现有助于与肠套叠鉴别。需注意的是此病由于肠功能紊乱和肠壁血肿而易诱发肠套叠,故当腹部症状加重、腹部体征明显时,需做腹部 B 超检查或气体灌肠协助诊断。

3.梅克尔憩室

梅克尔憩室并消化道出血时,应与肠套叠鉴别。梅克尔憩室出血起病急骤,无前驱症状,出血量大,为暗红色或鲜红色血便,少有腹痛、呕吐等症状,腹部触诊无腹块、无压痛。腹部$^{99m}$Tc扫描可明确诊断。需注意的是梅克尔憩室内翻可继发肠套叠,患儿可出现肠套叠的相应症状及体征。

4.蛔虫性肠梗阻

此病多来自农村地区的儿童,近年来发病率明显下降。蛔虫团块堵塞肠腔,可出现腹痛、呕吐,晚期肠坏死则表现为全身中毒症状、便血,与肠套叠极其相似。但蛔虫性肠梗阻很少发生在婴儿,早期没有便血,腹内肿块多位于脐下,肿块粗而长,X 线片可见蛔虫影。

5.肠梗阻、肠坏死

婴幼儿其他原因引起的肠梗阻,晚期出现肠血运障碍,导致肠坏死,可出现腹痛、呕吐、便血、休克等症状,可与肠套叠混淆。此类患儿缺乏典型的阵发性哭闹史,血便出现晚且伴随休克及全身中毒症状,腹部检查出现腹膜刺激征,腹穿为血性液体,腹部 B 超检查未发现肠套叠影像,可作为鉴别点。

6.直肠脱垂

少数晚期肠套叠,其套入部可以通过全部结肠而由肛门脱出,不要误认为是直肠脱垂。直肠脱垂时,可以清楚地看到肠黏膜一直延续到肛门周围的皮肤,而肠套叠时,在肛门口与脱出的肠管之间有一条沟,可以通过此沟将手指伸入直肠内,而且直肠脱垂并无急腹症症状。

### 五、治疗

肠套叠治疗分非手术治疗和手术治疗。小儿肠套叠多为原发,以非手术治疗为主。

#### (一)非手术治疗

半个世纪以来,非手术治疗儿童肠套叠已成为公认的首选方法,其中气体灌肠整复肠套叠是 40 年来我国最成功且应用最广泛的治疗方法。目前在我国,不论是在城市中心儿科还是在县医院儿科气体灌肠复位率达 90% 左右。

**1.适应证**

(1)病程不超过 48 小时,便血不超过 24 小时。

(2)全身状况好,无明显脱水、酸中毒及休克表现,无高热及呼吸困难者。

(3)腹不胀,无压痛及肌紧张等腹膜刺激征象。

**2.禁忌证**

(1)病程超过 48 小时,便血超过 24 小时。

(2)全身情况不良,有高热、脱水、精神萎靡及休克等中毒症状者。

(3)腹胀明显,腹部有明显压痛、肌紧张,疑有腹膜炎或疑有肠坏死者。

(4)立位 X 线片显示完全性肠梗阻者。

(5)试用气体灌肠时逐渐加压至 8 kPa、10.6 kPa、13.3 kPa,而肠套叠阴影仍不移动,形态不变者。

**3.治疗方法**

(1)气体灌肠复位法:采用气体或氧气均可,观察方法有透视及非透视下进行两种,将气囊肛管置入直肠内,采用自动控制压力仪,肛门注气后即见套叠影逆行推进,直至完全消失,大量气体进入回肠,提示复位成功。

气体灌肠前准备:①解痉镇静,肌内注射阿托品、苯巴比妥钠,必要时在麻醉状态下进行;②脱水明显者,应予以输液纠正,改善全身情况;③麻醉下灌肠复位,保证禁食 6 小时,禁水 4 小时,必要时插胃管吸出胃内容物;④X 线透视室内应备有吸引器、氧气、注射器等抢救设施。

气体灌肠压力:①诊断性气体灌肠压力为 6.6～8 kPa(50～60 mmHg);②复位治疗压力为 12～13.3 kPa(90～100 mmHg),不超过 16 kPa(120 mmHg)。

气体灌肠复位征象:①X 线透视下见肿块逐渐变小,甚至消失,气体突然进入回肠,继之中腹部小肠迅速充气;②拔出气囊肛管,大量气体和暗红色黏液血便排出;③患儿安然入睡,不再哭闹,腹胀减轻,肿块消失;④碳化剂试验。口服1 g活性炭,约6小时后由肛门排出黑色炭末。

气体灌肠终止指征:①注气后见巨大肿物,套入部呈分叶状,提示复套存在,复位可能性较小;②注气过程中见鞘部扩张而套入部退缩不明显或见套入部退而复进,表示套叠颈部过紧,复位困难;③注气后肿物渐次后退,通过回盲瓣后,肿物消失,但小肠迟迟不进气,提示仍存在小肠套叠,复位困难;④复位过程中,肿物消失,但荧光屏上突然有闪光改变,即见膈下游离气体,表明发生肠穿孔,即刻停止注气。

(2)钡剂灌肠复位法:在欧美国家较为流行。钡剂浓度为20%~25%,钡柱高度不超过患儿水平体位90 cm,维持液体静压在5分钟之内,套叠影逆行推进,变小,渐至消失,钡剂进入回肠,提示复位成功。

(3)B超监视下水压灌肠复位法:采用生理盐水或水溶性造影剂为介质灌肠。复位压力为6.65~12 kPa(50~90 mmHg),注水量在300~700 mL。在B超荧光屏上可见"同心圆"或"靶环"状块影向回盲部收缩,逐渐变小,最后通过回盲瓣突然消失,液体急速进入回肠。满意的复位可见套入部消失,液体逆流进入小肠。

**(二)手术疗法**

1.手术指征

(1)有灌肠禁忌证者。

(2)灌肠复位失败者。

(3)肠套叠复发达3次以上,疑有器质性病变者。

(4)疑为小肠套叠者。

2.手术方式

(1)手法复位术:取右下腹或右上腹横切口,在套叠远端肠段用挤压手法使其整复,切忌强行牵拉套叠近端肠段。复位成功后务必详细检查是否存在病理性肠套叠起点,必要时一并处理。对原发复发性肠套叠手术的患儿,手法复位后如未发现病理起点,存在游动盲肠者可行盲肠右下腹膜外埋藏固定法,以减少复发。如阑尾有损伤,出现水肿和淤血时,可将其切除。

(2)肠切除肠吻合术:术中见鞘部已有白色斑块状动脉性坏死或套入部静脉性坏死,争取做肠切除一期吻合术。必要时亦可延迟24~48小时再吻合。

(3)肠外置或肠造口术:适用于患儿存在休克且病情危重时,或肠套叠手法复位后局部血液供给情况判断有困难时。可将肠袢两端或可疑肠袢外置于腹壁外,切口全层贯穿缝合,表面覆盖油纱保护,48小时后,待休克纠正,病情平稳,再行二期肠吻合术。观察可疑肠袢循环恢复情况决定是还纳入腹,还是行肠切除术、肠吻合术。如肠切除术后患儿全身或局部循环不满意,无法行肠吻合术时,可行肠造口术。

### 六、预后

小儿原发性肠套叠如能早期就诊、早期诊断、早期治疗,预后良好。绝大多数病例可采用灌肠复位,复位成功率达90%以上。小儿原发性肠套叠复位后极少复发。随着我国人民生活水平提高,医疗条件改善,科普宣传的普及,家长及儿科工作者更加关注小儿肠套叠,晚期肠套叠患儿已少见,罕见死亡,目前肠套叠的病死率仅为1%。

# 第四节 肠 梗 阻

肠梗阻指肠内容物的正常运行受阻,通过肠道发生障碍,为小儿外科常见的急腹症。由于它变化快,需要早期作出诊断、处理。诊治的延误可使病情发展加重,甚至出现肠坏死、腹膜炎、中毒性休克、死亡等严重情况。

### 一、病因

#### (一)机械性肠梗阻

机械性肠梗阻是肠管内或肠管外器质性病变引起的肠管堵塞,梗阻原因包括先天性畸形及后天性因素。梗阻类型分为肠腔内梗阻及肠腔外梗阻。

1.肠腔内梗阻

多由先天性肠闭锁及肠狭窄、先天性肛门闭锁等先天性疾病引起。也可由肠套叠、蛔虫性肠梗阻、肠管内异物及粪石、肠壁肿瘤等后天性疾病造成。

2.肠腔外梗阻

引起肠梗阻的先天性疾病包括先天性肠旋转不良、嵌顿性腹股沟斜疝、腹内疝、先天性纤维索条、梅克尔憩室索条、胎粪性腹膜炎后遗粘连等。后天性疾病包括手术后粘连、腹膜炎后粘连、结核性粘连、胃肠道外肿瘤压迫、肠扭转等。

## (二)动力性肠梗阻

本病为胃肠道蠕动功能不良致使肠内容物传递运转作用低下或丧失,多因中毒、休克、缺氧及肠壁神经病变造成,常见于重症肺炎、肠道感染、腹膜炎及败血症的过程中。梗阻类型分为麻痹性肠梗阻及痉挛性肠梗阻,前者发生在腹腔手术后、腹部创伤或急性腹膜炎患儿,后者可见于先天性巨结肠患儿。

## 二、病理

肠梗阻发生后,肠腔内因积聚大量气体和液体而致肠膨胀,引起肠腔内压增高,肠壁变薄,肠壁血循环受到严重障碍。梗阻持久时,肠壁张力持续升高,导致肠坏死、肠穿孔。

## 三、临床表现

各种类型肠梗阻虽有不同的病因,但共同的特点是肠管的通畅性受阻,肠内容物不能正常地通过,因此,有不同程度的临床表现。

### (一)症状

#### 1.腹痛

机械性肠梗阻呈阵发性剧烈绞痛,腹痛部位多在脐周,发作时年长儿自觉有肠蠕动感,且有肠鸣,有时见到隆起的肠形。婴儿表现为哭闹不安、手足舞动、表情痛苦。绞窄性肠梗阻由于有肠管缺血和肠系膜嵌闭,腹痛往往是持续性的且伴有阵发性加重,疼痛较剧烈。绞窄性肠梗阻也常伴有休克及腹膜炎症状。麻痹性肠梗阻的腹胀明显,腹痛不明显,阵发性绞痛尤为少见。

#### 2.腹胀

腹胀发生于腹痛之后。高位小肠梗阻常表现上腹部饱满;低位梗阻的腹胀较高位梗阻明显,表现为全腹膨胀;闭袢式肠梗阻出现局限性腹胀;麻痹性肠梗阻呈全腹膨胀。

#### 3.呕吐

高位梗阻的呕吐出现较早且频繁,呕吐物为食物或胃液,其后为十二指肠液和胆汁;低位梗阻呕吐出现迟,初为胃内容物,静止期较长,后期的呕吐物为积蓄在肠内并经发酵、腐败呈粪样带臭味的肠内容物;绞窄性肠梗阻呕吐物呈血性或咖啡样;麻痹性肠梗阻呕吐次数少,呈溢出性。低位小肠梗阻的呕吐出现较晚。

#### 4.排便排气停止

排便排气停止是完全性肠梗阻的表现,梗阻早期,梗阻部位以下肠内积存的气体或粪便可以排出。绞窄性肠梗阻可排出血性黏液样便。

### (二)体征

#### 1.全身情况

单纯性肠梗阻的早期,患者除阵发性腹痛发作时出现痛苦表情外,生命体征等无明显变化。待发作时间较长,呕吐频繁,腹胀明显后,可出现脱水现象,患者虚弱,甚至休克。当有绞窄性肠梗阻时可较早地出现休克。

#### 2.腹部检查

腹部检查可观察到腹部有不同程度的膨胀,在腹壁较薄的患者,尚可见到肠形及肠蠕动波。单纯性肠梗阻的腹部虽胀气,但腹壁柔软,按之有如充气的球囊,有时在梗阻的部位可有轻度压痛,特别是腹壁切口部粘连引起的梗阻,压痛点较为明显。当梗阻上部肠管内积存的气体与液体较多时,稍加振动可听到振水声。腹部叩诊多呈鼓音。肠鸣音亢进,且可有气过水声及高声调的金属声。

绞窄性肠梗阻或单纯性肠梗阻的晚期,肠壁已有坏死、穿孔,腹腔内已有感染、炎症时,则体征表现为腹膜炎的体征,表现为腹部膨胀、腹部压痛、肌紧张及反跳痛,有时可叩出移动性浊音,腹壁有压痛,肠鸣音微弱或消失。

直肠指检可见直肠空虚无粪便,且有裹手感,提示完全性肠梗阻;指套上染有血迹,提示肠管有血运障碍。

### 四、诊断

#### (一)病史及临床表现

典型的肠梗阻有阵发性腹部绞痛、腹胀、呕吐、排便排气停止等自觉症状,腹部检查呈现腹胀、压痛、肠鸣音亢进等征象。在粘连性肠梗阻中,多数患者都有腹部手术史,或者曾有过腹痛史。

#### (二)X线检查

#### 1.X线片检查

典型的完全性肠梗阻X线表现是肠袢胀气,腹立位片出现多个肠袢内有呈阶梯状气液面,出现排列成阶梯状的液平面,气液面是因肠腔内既有胀气又有液体积留形成,只有在患者直立位或侧卧位时才能显示,平卧位时不显示这一现象。如腹腔内已有较多渗液,直立位时尚能显示下腹、盆腔部的密度增高。空肠黏膜的环状皱襞在肠腔充气时呈"鱼骨刺"样,而结肠、直肠内无气。

不完全性肠梗阻X线征象为不连续的轻、中度肠曲充气,结肠、直肠内有气。

绞窄性肠梗阻X线可见单独胀大的肠袢,不随时间改变位置,或有假肿瘤征、咖啡豆状阴影。麻痹性肠梗阻X线征象是小肠和结肠全部充气扩张。

2.消化道造影检查

钡灌肠检查用于鉴别肠梗阻的程度。结肠扩张为麻痹性肠梗阻或不全性肠梗阻,结肠干瘪细小可确定为完全性肠梗阻,但在临床上较少应用。钡灌肠还可用于疑有结肠梗阻的患者,它可显示结肠梗阻的部位与性质。

钡餐造影检查,即口服钡剂或水溶性造影剂,观察造影剂下行过程,可明确梗阻部位、性质、程度。若钡剂下行受阻或显示肠腔狭窄则明确肠梗阻的诊断。但因造影剂可加重梗阻故宜慎用。梗阻明显时禁用。

**(三)实验室检查**

肠梗阻早期化验指标变化不明显。晚期由于失水和血液浓缩,白细胞计数、血红蛋白、血细胞比容都可增高,血电解质与酸碱平衡发生紊乱。高位梗阻,可出现低钾、低氯、代谢性碱中毒。低位梗阻,则可有电解质普遍降低与代谢性酸中毒。绞窄性肠梗阻或腹膜炎时,血常规、血液生化测定指标改变明显。

**(四)腹腔穿刺**

腹腔穿刺可了解有无腹膜炎及肠壁血供障碍。腹腔液混浊脓性表明有腹膜炎,血性腹腔液说明已有绞窄性肠梗阻。当肠管有明显胀气或肠管与腹膜粘连时,不宜进行腹腔穿刺。

## 五、治疗

急性肠梗阻的治疗包括非手术治疗和手术治疗,治疗方法的选择根据梗阻的原因、性质、部位以及全身情况和病情严重程度而定。不论采用何种治疗均应首先纠正梗阻带来的水、电解质与酸碱紊乱,改善患者的全身情况。

**(一)非手术治疗**

1.胃肠减压

胃肠减压为治疗肠梗阻的主要措施之一,目的是减轻胃肠道内积留的气体、液体,减轻肠腔膨胀,有利于肠壁血液循环的恢复,减少肠壁水肿,使某些原有部分梗阻的肠袢因肠壁肿胀而致的完全性梗阻得以缓解,也可使某些扭曲的肠袢得以复位。胃肠减压还可减轻腹内压,改善因膈肌抬高而导致的呼吸与循环障碍。

2.纠正水、电解质与酸碱失衡

血液生化检查结果尚未获得前,可先给予平衡盐溶液(乳酸钠林格液)。待有测定结果后,再添加电解质与纠正酸碱紊乱,在无心、肺、肾功能障碍的情况下,最初输入液体的速度可稍快一些,但需做尿量监测,必要时做中心静脉压监测,以防液体过多或不足。在单纯性肠梗阻的晚期或是绞窄性肠梗阻,常有大量血浆和血液渗出至肠腔或腹腔,需要补充血浆和全血。

**3.抗感染**

肠梗阻后,肠壁循环有障碍,肠黏膜屏障功能受损而有肠道细菌移位,或是肠腔内细菌直接穿透肠壁至腹腔内产生感染。肠腔内细菌亦可迅速繁殖。同时,膈肌升高引起肺部气体交换与分泌物的排出受限,易发生肺部感染。因而,肠梗阻患者应给予抗菌药物以预防或治疗腹部或肺部感染,常用的有可以杀灭肠道细菌与肺部细菌的广谱头孢菌素或氨基糖苷类抗生素,以及抗厌氧菌的甲硝唑等。

**4.其他治疗**

腹胀后影响肺的功能,患者宜吸氧。回盲部肠套叠可使用钡剂灌肠或充气灌肠复位。

采用非手术方法治疗肠梗阻时,应严密观察病情的变化,绞窄性肠梗阻或已出现腹膜炎症状的肠梗阻,经过短暂的非手术治疗,实际上是术前准备,纠正患者的生理失衡状况后即进行手术治疗。单纯性肠梗阻经过非手术治疗 24～48 小时,梗阻的症状未能缓解或在观察治疗过程中症状加重或出现腹膜炎症状时,应及时改为手术治疗。但是在手术后发生的炎症性肠梗阻除非有绞窄发生,否则应继续治疗等待炎症的消退。

**(二)手术治疗**

手术的目的是解除梗阻、去除病因,手术的方式可根据患者的情况与梗阻的部位、病因加以选择。

**1.单纯解除梗阻的手术**

这类手术包括为粘连性肠梗阻的粘连分解,去除肠扭转,切断粘连束带;为肠内堵塞切开肠腔,去除粪石、蛔虫团等;为肠扭转、肠套叠的肠袢复位术等。

**2.肠切除肠吻合术**

肠梗阻是由于肠肿瘤所致,切除肿瘤是解除梗阻的首选方法。在其他非肿瘤性病变,因肠梗阻时间较长,或有绞窄引起肠坏死,或是分离肠粘连时造成较大范围的肠损伤,则需考虑将有病变的肠段切除吻合。在绞窄性肠梗阻,如腹股沟疝、肠扭转,绞窄解除后,血运有所恢复,肠袢活力判断方法:①肠管的颜色转为正常,肠壁保持弹性并且蠕动活跃,肠系膜边缘动脉可见搏动,说明肠管有生机;②应用超声多普勒沿肠管对肠系膜缘探查是否有动脉波动;③从周围静脉注入荧光素,然后用紫外线照射疑有循环障碍的肠管部,如有荧光出现,表示肠管有生机;④肠管已明显坏死,切除缘必须有活跃的动脉出血。

肠管的生机不易判断且是较长的一段,可在纠正血容量不足与供氧的同时,在肠系膜血管根部注射 1% 普鲁卡因或酚妥拉明以缓解血管痉挛,将肠管标志后放回腹腔,观察 15～30 分钟后,如无生机可重复一次,当确认无生机后方可考虑切除。经处理后肠管的血运恢复,也显示有生机,则可保留,必要时在24 小时后应再次剖腹观察,如发现有局灶性坏死应再行切除。为此,第一次手术关腹时,可采用全层简单缝合的方法。

**3.肠短路吻合术**

当梗阻的部位切除有困难,如肿瘤向周围组织广泛侵犯,或是粘连广泛难以剥离,但肠管无坏死现象,为解除梗阻,可分离梗阻部远近端肠管作短路吻合,旷置梗阻部,但应注意旷置的肠管尤其是梗阻部的近端肠管不宜过长,以免引起盲袢综合征。

**4.肠造口术或肠外置术**

肠梗阻部位的病变复杂或患者的情况差,不允许行复杂的手术,可在膨胀的肠管上,即在梗阻部的近端肠管作肠造口术以减压,解除因肠管高度膨胀而带来的生理紊乱。小肠可采用插管造口的方法,可先在膨胀的肠管上切一小口,放入吸引管进行减压,但应注意避免肠内容物污染腹腔及腹壁切口。有时当有梗阻病变的肠袢已游离或是肠袢已有坏死,但患者的情况差,不能耐受切除吻合术时,可将该段肠袢外置,关腹。待患者情况复苏后再在腹腔外切除坏死或病变的肠袢,远、近两切除端固定在腹壁上,近端插管减压、引流,以后再行二期手术,重建肠管的连续性。

**六、预后**

预后与早期诊断、早期治疗密切相关。一般单纯性肠梗阻患儿在纠正脱水酸中毒后,手术治疗效果良好。但绞窄性肠梗阻则取决于手术治疗的时机,若抢救不及时,可危及生命,切除坏死肠管过多,后遗短肠综合征,影响患儿的生长发育,预后较差。

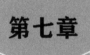

# 第七章　学校常见传染病防治

## 第一节　儿童常见急性传染病

儿童传染病种类繁多,包括各种病毒性、细菌性传染病。本节所列只是其中的一部分。有些病种(如白喉、百日咳等)已多年未出现大规模流行,但其散发和局部流行持续不断,而且不排除死灰复燃、重新导致流行蔓延的可能。小儿(尤其2~5岁婴幼儿)免疫功能水平较低,易感性高,一旦发生流行,往往表现为起病急骤、症状重、病情复杂多变,易导致死亡和各种不良后遗症,应引起高度重视。

### 一、麻疹

#### (一)概述

麻疹是由麻疹病毒引起的急性出疹性传染病,以发热、咳嗽、流涕、眼结膜炎、口腔柯氏斑(黏膜斑)及全身斑丘疹为主要表现,有高度传染性。疹退后出现糠麸样脱屑,有棕色的色素沉着。

#### (二)病原体

麻疹病原体是一种 RNA 病毒,仅有单一血清型。离开人体或动物宿主难以生存。强阳光直射下15分钟即死亡,新鲜气体中约 2 小时即失去传染力,但对干燥、寒冷环境有强耐受力。

#### (三)流行病学

包括:①病毒经呼吸道侵入人体,在淋巴组织中增殖,借助淋巴细胞经血循环向全身扩散,引发临床症状。②一年四季发生,冬、春季多见。③3 个月至7 岁

118

儿童多见。5岁以下发病率为85%,14岁以下为97.3%;14岁以上仅占2.7%;治愈后终身免疫。④儿童麻疹易感性高。大流行时有接触史者90%以上可发病;托幼机构密切接触者几乎100%发病。⑤近60年来病死率逐步下降,目前全国病死率约为0.4%。

**(四)临床表现**

分4期:①潜伏期,10~12天,因输血而感染的潜伏期短至6天。接种过疫苗者可延至3~4周。②前驱期(出疹前期),3~5天,发热38~39 ℃或以上,伴畏光、流泪、流鼻涕、咳嗽等。3~4天后鼻炎、咳嗽加重,眼结膜充血,口腔黏膜出现的柯氏斑有助于早期诊断。③发疹期,3~4天,从耳后、前额、发际开始波及脸部、胸背、躯干、四肢,出现稠密丘疹样皮疹,融合成片。④恢复期,皮疹随全身不适、呼吸道症状消失而减退,体温恢复正常。皮疹消退顺序同出疹,2~3天后出现糠麸样脱屑、色素沉着,1~2周后消失。

**(五)预防**

包括:①自动免疫,疫苗接种是最有效的预防方法。②被动免疫,体弱多病儿接触麻疹5天内肌内注射丙种球蛋白可暂免发病。接触5天后才注射者仅能减轻症状,维持3~8周被动免疫力。③隔离麻疹患儿至出疹后至少5天。

**(六)治疗**

包括:①安静卧床休息,室内气体流通,温暖湿润,勿着凉。②发热出疹期多喝水,给予易消化而富有营养的饮食,少食油腻食物。③发疹期用芦根20~30 g熬水喝有助出疹。温开水浸湿毛巾,擦净鼻、眼。④高热39 ℃以上用小剂量解热剂,防止退热过快引起虚脱;烦躁不安给予苯巴比妥等镇静剂;剧咳可用镇咳祛痰剂;有角膜干燥、混浊者肌内注射维生素A。⑤重点防治肺炎、脑炎、喉炎等并发症。针对致病菌种类、药敏性等使用抗生素。病重患儿加用激素以缓解喉部水肿,防止喉部阻塞。⑥中医治疗,不同阶段使用不同方剂。前驱期以辛凉透表为主,透发皮疹;出疹期以清热解毒为主,佐以透疹;恢复期以滋阴为主。

## 二、水痘

**(一)概述**

水痘是一种由水痘病毒引起,以急性全身性疱疹为表现的急性传染病。

**(二)病原体**

水痘病毒是一种DNA类病毒,只能在人体细胞核内生存繁殖;外界环境中存活能力弱,日照下仅能短暂存活。

**(三)流行病学**

患儿呼吸道飞沫传播,传染力很强,由发病起至疹后 7 天都有传染性。多见于 2～6 岁,小学生也较常见。夏季少见,其他季节都可发生。病愈后终身免疫。

**(四)临床表现**

包括:①潜伏期 2～3 周。②初期仅有轻度不适或无症状。皮肤出现小红点,1 天左右变成绿豆大水疱,1～2 天后疱疹内容物混浊,中央凹陷,继而干燥结痂。皮疹陆续出现,故不同分批同时表现。2～7 天后疱疹在躯干比四肢更多,可出现在口腔、结合膜、外阴内侧黏膜,结痂 2～3 周才脱落,痒得难以忍受;痂皮被抓破易引起细菌感染。预后良好。重症者高热不退,皮疹呈出血性或坏死,可并发肺炎、肝炎、心肌炎或脑炎。

**(五)预防和治疗**

包括:①隔离 14～21 天,至皮疹全部结痂脱落。②体弱、长期使用激素、有接触史者肌内注射丙种球蛋白可暂时降低易感性。③水痘的真正危险不是疱疹发痒,而是心肌炎、脑炎等并发症。应注意观察,出现症候立即就医。④加强护理,无须特殊治疗。卧床休息,多喝水,食易消化饮食,多吃水果。经常更换内衣,保持皮肤清洁。⑤患儿常洗手,指甲剪短,以防抓破痂皮引起感染。可戴不露手指的手套,防乱抓。疱疹可自破,不要用针挑。患处涂 2％甲紫。5％碳酸氢钠溶液、苯酚、氧化锌药水等止痒。⑥对继发感染者抗菌治疗。

**三、流行性腮腺炎**

**(一)概述**

流行性腮腺炎是由腮腺炎病毒引起的急性传染病,俗称"痄腮"。以腮腺非化脓性炎症、腮腺肿大、呼吸道炎症为主要表现。

**(二)病原体**

腮腺炎病毒,属副黏病毒,对物理、化学因素敏感,乙醇或紫外线照射下很快死亡,但低温下可长久存活。

**(三)流行病学**

包括:①5～15 岁多见,常在幼儿园、小学流行,感染后终身免疫。②一年四季可散在发生;冬、春季多见。③患儿和隐性感染者为主要传染源。患儿发病前

6 天至肿胀消退均有传染性。成人多为病毒携带者,也有传染性。④病毒主要存在于唾液、鼻咽部分泌物中,飞沫传播。偶可由唾液污染的食具、食物、用品传播。

**(四)临床表现**

包括:①潜伏期,2～3 周。②前驱期,多数无前驱症状,少数可有发热、厌食、头痛,偶有恶心、倦怠等,极少数以脑膜刺激征为首发症状。③腮肿期,主要表现为发热,1～2 天内腮腺肿痛,张口嚼及进食酸性食物时加剧。发热 38～40 ℃,也有的发热不明显。腮腺逐渐肿大,由一侧到双侧,以耳垂为中心向上、外扩散,下颌骨后沟消失。肿胀表面皮肤不红,轻度触痛,腮腺管口肿胀,1～3 天达高峰,全身症状加重,再经 4～5 天后肿胀消退,症状消失,整个病程 7～12 天。部分患儿可仅有颌下或舌下腺肿而腮腺不肿。④常并发脑膜炎或其他唾液腺炎、胰腺炎。青春期少年性腺也可受累。

**(五)预防和治疗**

包括:①发现后立即隔离,至腮腺肿消退 1 周后解封。②居室气体流通,卧床休息,给予易消化流质或半流质饮食;保持口腔卫生,多喝水。③口、鼻腔分泌物,污染用品应煮沸或暴晒消毒。与患儿密切接触易感儿应检疫 2 周;加强晨检。④接种腮腺炎活疫苗预防。⑤发热、疼痛对症治疗。⑥重点是防止并发症,特别注意观察有无睾丸肿胀。若有,应早期用冰袋冷敷,必要时住院抗菌治疗,防止因睾丸急性损伤影响今后生育。

**四、手足口病**

**(一)概述**

手足口病是由多种肠道病毒引起,以发热和手、足、口腔等部位皮疹或疱疹为特征的急性传染病。

**(二)病原体**

病毒主要是柯萨奇病毒、埃可病毒和肠道病毒 71 型。其喜欢湿热环境,对乙醚、75％乙醇和 5％甲酚皂溶液等不敏感;对紫外线、干燥敏感。高锰酸钾、漂白粉、甲醛、碘酒都能将其灭活。

**(三)流行病学**

包括:①全球性传染病,流行无明显地区性。一年四季均可发病,夏、秋季多见。幼儿园、托儿所集体流行或家庭聚集发病。②病毒传染性强,速度快,可短期造成大范围流行;传播途径复杂,疫情控制难度大。③传染源为患儿或(比例更高的)隐性感染者,通过消化道、呼吸道、分泌物等密切接触传播。粪便、疱疹液、呼吸道分泌物及其污染的手、毛巾、口杯、玩具、食具、床上用品、内衣、医疗器具等均可传播。人对肠道病毒普遍易感,显、隐性感染后均可获得特异性免疫力,但非终身免疫。

**(四)临床表现**

包括:①1～5岁居多,小学生偶见。②多数起病急骤,发热,口腔黏膜散在疱疹;手、足、臀部出现斑丘疹、疱疹;疹周炎性红晕,疱内液少。伴咳嗽、流涕、食欲缺乏、恶心呕吐、头痛等症状。少数病例仅表现为皮疹。预后好,通常无后遗症。③多数患儿症状轻,少数可并发无菌性脑膜炎、脑炎、急性弛缓性肌麻痹、心肌炎等。个别重症患儿病情进展快,可迅速导致死亡。

**(五)预防**

包括:①传播途径多,儿童普遍易感。搞好个人、家庭、托幼机构卫生是预防关键。②饭前便后、外出后肥皂洗手;看护人接触儿童前,更换尿布、处理粪便后应洗手。妥善处理污物。③流行期间不到人群聚集、气体流通差的公共场所。④注意家庭环境卫生,居室通风,勤晒衣被。⑤出现相关症状及时就诊。衣物晾晒、消毒,粪便消毒处理。⑥流行阶段若患儿剧增应采取放假措施。⑦流行期间医院应预检分诊,专设诊室接诊疑似患儿。候诊、就诊区增加清洁、消毒频次,室内用湿式清洁方式。同病房内不收治其他类患儿。⑧重症患儿单独隔离治疗;呼吸道分泌物、粪便及其污染物品应及时消毒。

**(六)治疗**

分4阶段:①手足口病/疱疹性咽峡炎阶段,对症治疗,隔离,避免交叉感染;清淡饮食,做好口腔、皮肤护理;相应处置发热、呕吐、腹泻等。②神经系统受累阶段,出现头痛、呕吐、精神差、易激惹、嗜睡、肢体无力、肌阵挛、抽搐或急性弛缓性麻痹等;以控制颅内高压为主,如甘露醇每次每千克 $0.5～1.0$ g,$4～8$ 小时一次;必要时加用呋塞米和激素,静脉滴注免疫球蛋白;降温、镇静止惊。观察病情变化,防止严重并发症。③心、肺衰竭阶段,在原发病基础上突然出现呼吸急促、面色苍白、发绀、心率快、吐白色/粉红色血性泡沫样痰、肺部啰音增多、血压异常、频繁出现肌阵挛、惊厥、意识障碍或有肺水肿等表现时,按心力衰竭治疗原则抓紧抢救。④稳定期,生命体征恢复稳定,常留有轻度神经系统症状和体征。做好呼吸道管理,避免并发呼吸道感染;支持和药物疗法结合,促进各脏器功能恢复;中、西医结合康复治疗。

### 五、百日咳

#### (一)概述

百日咳是由百日咳杆菌引起的急性呼吸道传染病,以阵发性痉挛性咳嗽,咳嗽后伴深长鸡鸣呼吸声或呕吐为主要表现。

#### (二)病原体

百日咳嗜血杆菌,外界存活力弱,日光下仅生存 1 小时,50～60 ℃下仅耐受 10～15 分钟,用普通消毒剂即可将细菌杀死。少数患儿可因副百日咳杆菌引起。学龄儿童可因密切接触感染。

#### (三)流行病学

包括:①患儿为主要传染源,潜伏期末开始有传染性,发病后 3～4 周传染性最强,第 6 周后传染性消失。②主要通过咳嗽飞沫传染,少数通过生活用品间接传染。集体儿童中传播速度极快。

#### (四)临床表现

包括:①潜伏期通常为 7～14 天。②临床症状分初咳期、痉咳期、恢复期。良好护理、早期治疗可显著缩短病程,减轻痉挛性咳嗽。③关键病程为痉咳期。出现阵发性痉挛、连续不断地咳嗽,常连续十几声至数十声,发出长气式回声,很像鸡鸣的尾声。痉挛性咳嗽,反复多次,逐步加剧,直至黏稠痰液咳出。咳嗽时表情痛苦、双手握拳、垂头、颜面发绀、舌外伸、涕泪交流。痉咳多于夜间发作。轻者1～2周,重者 1～2 个月。大多不发热,肺部无阳性体征。④恢复期咳嗽逐渐减轻,鸡鸣声逐步停止。病程长短不一,通常为 2～3 周。若并发肺炎、肺不张可迁延数月不愈。

#### (五)预防和治疗

包括:①接种疫苗,效果最好,如白喉类毒素、破伤风类毒素、百日咳疫苗按比例混合成的"白-百-破"三联疫苗。注意及时强化。②未接种疫苗体弱儿,一旦密切接触患儿,可用百日咳免疫球蛋白肌内注射。③初咳期即使用红霉素、氨苄西林等抗生素以缩短传染期,减轻症状。迟至痉咳期再用抗生素已不能缩短病程。④对症治疗,如止咳药水;痉咳、窒息时吸氧;黏稠痰液堵住喉部者用低压吸引器吸痰;出现肺炎并发症按肺炎治疗。

### 六、白喉

#### (一)概述

白喉是由白喉杆菌外毒素引起的急性呼吸道传染病,以咽喉或其他部位黏膜炎症,伴全身中毒症状为主要表现。

#### (二)病原体

白喉杆菌产生的强烈外毒素。该菌对寒冷、干燥抵抗力强而耐热性差,沸水中 7 分钟、一般消毒剂(如 75%乙醇、5%苯酚等)可将其杀灭。在牛奶、水中可存活数周。

#### (三)流行病学

包括:①一年四季都可流行,秋、冬季多见。2～6 岁最多见。②无中间宿主,患儿、健康带菌者是传染源。后者在流行期数量很大,是主要传染源。③飞沫传染为主。污染的手、食物、牛奶、餐具、玩具等也偶可作为媒介间接传播。

#### (四)临床表现

包括:①潜伏期 2～4 天。②起病慢,局部炎症轻,常到出现中毒症状才引起注意。非流行期、非流行地区的散发病例常因诊断晚而导致预后严重不良。

#### (五)临床分类

根据病变部位的不同分为不同类型。咽白喉最常见,占 80%。按病灶范围、症状轻重可分 4 型:①轻型无假膜型,仅上呼吸道感染症状,程度轻。②局限型,假膜限于扁桃体,全身症状轻。③扩散型,病灶范围大,全身中毒症状明显,高热,可引发循环衰竭。④中毒型,起病急,可因咽部肿胀造成梗阻、呼吸困难;可因颈淋巴结肿大而形成"牛颈";全身中毒症状严重,常伴心功能异常,危及生命。

白喉约占总病例数的 10%,多数由咽白喉扩散而成。患儿通常抵抗力较低。尽管中毒症状大多仅限于喉头、气管等局部,但可因忽视或延误治疗而发生窒息,导致死亡。鼻白喉多发生于婴幼儿,主要症状是鼻堵塞,可因浆液性分泌形成溃疡而经久不愈。中毒症状轻,若蔓延到鼻咽部可显著加剧全身性中毒症状。白喉还可发生在其他部位,如因白喉杆菌侵入破损皮肤而引起皮肤白喉,较少见,主要由咽喉、鼻部感染继发。

#### (六)预防治疗

防治白喉所采取的综合措施直接针对传染病三大流行环节进行,对制订其他儿童传染病防治策略有经典指导意义。措施:①针对传染源中起关键作用的大量健康带菌者,早期确诊后应果断采取隔离措施。②白喉杆菌能变异,能由那些处于同一环境下的无毒菌转变为产毒菌。为此应全面加强对集体机构的环境清洁卫生,减少公众聚会活动,消除多重传播途径。③针对儿童易感人群,除做好平时计划免疫("百-白-破"三联疫苗)的强化工作外,流行期还可通过接种白喉类毒素疫苗等,加强被动免疫。④患儿住院隔离 2 周,轻症也应卧床休息,出院后 4 周内限轻微活动或限制活动。根据恢复状况给予流质、半流质饮食或软食。⑤使用抗白喉杆菌马血清作为特效治疗,治疗宜早期、足量。若毒素已与组织结合而造成损害,则抗毒素作用将被严重削弱。若有怀疑,可细菌培养与血清治疗同时进行,以争取时间。注射剂量视病情而定。早期轻中型者$(3\sim5)\times10^4$ IU,晚期重症$(6\sim10)\times10^4$ IU,力求 1 次给足。注射马血清前先做皮肤过敏试验,绝对不能忽视。⑥抗生素疗法,可有效杀灭、抑制白喉杆菌,杜绝毒素来源,是必要的辅助药物。抗生素不能中和已产生的毒素,故不能代替抗毒血清疗法。常用抗生素为青霉素,肌内注射,青霉素过敏者可口服红霉素。

# 第二节 中小学生常见急、慢性传染病

## 一、流行性感冒

### (一)概述

流行性感冒简称流感,是由不同类型流感病毒引起的急性呼吸系统传染病,通过飞沫传播,出现急性的高热、乏力、全身酸痛和轻度的呼吸道症状。

### (二)病原体

流感病毒主要有甲 1、甲 2、乙、丙各型及其他许多亚型。甲型病毒最易发生变异,故每隔 2~3 年即可在世界不同地区引起一次大流行,如 2009 年在拉丁美洲首先流行,继而全球暴发的甲型 H1N1 流感。乙型传播速度较慢,流行间隔3~7 年。丙型较稳定,临床症状较轻。

### (三)流行病学

有以下特点:①发病突然,潜伏期仅 1~2 天;发病率高,迅速流行,可反复发作。②患者是主要传染源,病毒存在于鼻涕、唾液中,随说话、咳嗽、打喷嚏等飞沫途径散播到气体,易感者吸入后感染。也可通过污染食具或玩具传播。③人群对流感病毒普遍易感,与年龄、性别、职业无关,于感染后1周出现抗体,2～3周达到高峰,1～2个月开始下降。流感病毒的3种类型及各亚型之间无交叉免疫。

### (四)临床表现

包括:①起病急,出现高热、畏寒、头痛、乏力、全身酸痛。体温可达39～40 ℃,持续2～3天。②全身症状缓解后,鼻塞、流涕、咳嗽、咽痛等上呼吸道症状仍较严重,持续3～4天。③出现并发症,如原发性病毒性肺炎、继发性细菌性肺炎、病毒和细菌混合性肺炎等。年幼体弱者易继发细菌性感染,发展成支气管炎、肺炎。幼儿患甲2型(亚洲型)出现哮喘。④各型间临床表现相似。流感与其他病毒性急性上呼吸道感染也很难区别,主要根据流行情况诊断。散发病例需依靠病毒学、血清学诊断。末梢血常规中白细胞、中性粒细胞计数减少,可与细菌性感染鉴别。

### (五)预防

包括:①早期发现。及时报告、隔离和治疗有助于控制流行、减少传播。②药物预防。金刚烷胺、金刚乙胺对预防甲型流感有一定效果,但对乙型流感无效。后者可使用中草药预防。③疫苗。流感疫苗可分为减毒活疫苗和灭活疫苗两种。流感病毒类型多,又经常变异,而人群对不同类型的易感性差异大,所以必须不断制造新疫苗,关键是选择敏感的病毒株,使制造出的疫苗毒株尽量接近流行株。④流行期避免大型集会,注意休息,防止过劳。⑤注意锻炼和营养,增强免疫力。

### (六)治疗

包括:①卧床休息,多饮水。②对症处理,高热者可物理降温、输液,适当使用退烧药,但儿童慎用阿司匹林。③预后一般良好,但需密切观察病情,注意防止继发感染。以往历次横扫全球的流感大流行之所以让人"谈虎色变",主要因为其病死率较高,而引发死亡等不良结局的主要原因是继发的细菌感染。所以一旦出现明显症候,应果断使用适宜抗生素。④中药,如感冒冲剂、板蓝根冲剂等可显著减轻症状。发病最初1～2天给予金刚烷胺盐酸盐、金刚乙胺等可减轻症状,缩短病程,儿童剂量为4.4～8.8 mg/kg,分两次服用,疗程为5～7天。需注意有无胃肠道和神经系统反应。

## 二、细菌性痢疾

### (一)概述

**1.定义**

细菌性痢疾简称菌痢,是由各种痢疾杆菌引起的常见急性肠道传染病。

**2.病原体**

痢疾杆菌属嗜氧性革兰阴性杆菌,主要有福氏志贺菌、宋内志贺菌等。前两者在我国多见。痢疾杆菌的主要危害来自其产生的内毒素和外毒素。

**3.流行病学**

包括:①急、慢性患儿,不典型患者,健康带菌者都是传染源。通过粪便直接或间接污染食物、水源、手、餐具用品等,经口传染。被污染的手、带菌率极高的苍蝇都是最重要的传播媒介。②全年均可发病,夏秋季为高峰。流行初期儿童所占比例较大,集体儿童机构最明显,发病率的急剧上升与苍蝇孳生、生冷瓜果上市等密切相关。③人对痢疾普遍敏感,患病后免疫力不稳定,维持时间短,故可重复感染,并可转为迁延性或慢性。

**4.临床表现**

潜伏期 1~3 天。不同个体在起病急缓、症状轻重程度等方面差异很大。可分为以下类型:①轻型(非典型性),大便次数增加,每天 3~4 次,粪便内有黏液,而无脓血,有低热而无全身性症状和体征。可因这些症状被误诊为胃肠炎。粪便培养有痢疾杆菌,病程为 3~7 天。②典型痢疾,起病急骤,伴 39 ℃以上高热。大便次数显著增加,1 天可有 10 多次,可伴脱水、酸中毒。粪便内有黏液和脓血。年长儿有里急后重及左下腹痛等症状,幼儿常有呕吐。③中毒性痢疾,多见于学龄前儿童和青少年。④慢性痢疾,患病后症状反复出现,经久不愈,病程达 2 个月以上。大便中有黏液但不一定有脓血,或者黏液便、脓血便交替出现。

**5.高度关注中毒性痢疾**

中毒性痢疾常见于壮实儿童和体格强健的青少年,由痢疾杆菌内毒素引发的机体强烈反应是痢疾的直接死亡原因。主要临床表现:①多数无前兆,少数起病于急性痢疾,而在 1~2 天内即发展到中毒。高热,40 ℃左右,寒战、烦躁、谵妄、惊厥、昏迷等感染症状明显,而肠道症状往往要到 24~36 小时后才出现。加之平日身体健壮,很少生病,故常因疏忽而导致误诊或延误治疗。②出现呼吸衰竭、惊厥、循环衰竭三大严重症状。③呼吸衰竭,开始表现为呼吸节律不齐,进而出现双吸气、抽泣、叹息样呼吸、下颌呼吸等,甚至呼吸暂停。瞳孔忽大忽小、双侧不对称、形状不规则、对光反应迟钝或消失。④全身循环衰竭通常伴随惊厥而出现,面色死灰、肢冷、皮肤发花、心率快、脉细弱。血压开始正常或偏高,脉压小,甲床及眼底可见小动脉痉挛,进一步发展会导致血压迅速下降,休克,口唇、肢端发绀,进展快,可在短时间内死亡。⑤出现中毒性痢疾症状时,应和流行性乙型脑炎、败血症等作鉴别诊断。其他多数痢疾病儿根据流行季节、不洁食物史、家庭接触史、急性发病、脓血便、里急后重等,不难作出诊断。

**(二)预防和治疗**

**1.预防**

措施:①开展爱国卫生运动,搞好环境卫生,重点清洁厕所,对粪便作无害化处理,消灭苍蝇孳生地。用1‰漂白粉澄清液浸泡消毒患者粪便后再倒入粪池。②加强饮水卫生和餐具消毒。对患者日常衣物、用品等定期高温消毒。③培养良好卫生习惯,饭前便后洗手,生吃瓜果要洗净。④早期隔离治疗。隔离期的结束标志应和疗程终止标准一致。⑤彻底治疗,防止转为迁延性或慢性痢疾,这是防止病情反复,杜绝带菌者的重要措施。

**2.治疗**

措施:①急性期隔离,注意休息,食易消化食物。呕吐频繁,有脱水现象者静脉输液。②药物治疗,常用磺胺甲基异噁唑和甲氧苄啶复合剂,呋喃唑酮(痢特灵)、小檗碱(黄连素)、吡哌酸、氨苄西林、庆大霉素或卡那霉素、巴龙霉素或诺氟沙星(氟哌酸)等。中药白头翁汤、葛根芩连汤等也有效。一般性痢疾不宜同时使用上述多种药物,每次只选1～2种,防止痢疾杆菌产生耐药性。注意配伍禁忌。③中毒性痢疾应作为危重患者全面加强护理。及早联合应用多种抗生素;根据药敏试验结果决定更换药物。对症治疗高热、腹痛、脱水等,给予半流质或流质、清淡、易消化饮食。发现呼吸、循环衰竭时及时采取镇静、降温、解痉、降低颅内压、改善微循环等措施。④适当延长疗程,至少维持到症状消失后3天,一般不低于1周,以免复发、迁延或转为慢性。判断标准:症状消失,大便外观正常,连续3次镜检和大便培养结果均为阴性。该标准不仅适用于学龄儿童少年,对学校饮食管理、从业人员等,也是决定是否恢复原岗位工作的重要依据。

### 三、病毒性肝炎

#### (一)概述

**1.定义**

病毒性肝炎是由不同类肝炎病毒引致的全身性传染病,主要累及肝脏。本病全世界广泛流行,我国20世纪50年代后期发病率急剧上升,目前患者和病毒携带者人数已超过1亿,是我国学校传染病防治领域的工作重点之一。

**2.病原体**

通称肝炎病毒,包括甲、乙、丙、丁、戊、己6型:①甲型病毒性肝炎(简称甲肝),病原体甲肝病毒,是存在于粪便中的一种RNA型病毒,属肠道病毒。抵抗力强,在外环境中耐酸、耐热;加热60℃1小时只失去部分活性,100℃5分钟才能全部灭活。②乙型病毒性肝炎(简称乙肝),病原体乙肝病毒,是主要存在于血液的一种DNA型病毒,有3类抗原系统:表面抗原,对应产生表面抗体;核心抗原,对应产生核心抗体;e抗原,对应产生e抗体。③丙型病毒性肝炎(简称丙肝),病原体为丙肝病毒,旧称"非甲非乙型肝炎病毒",耐力强,可存活25年之久。④丁肝,病原体是一组RNA病毒,外壳是嗜肝DNA病毒表面抗原,内有丁肝抗体和嗜肝DNA病毒等。是一种缺陷性病毒。⑤戊型病毒性肝炎(简称戊肝),病原体是一种颗粒球形体,无囊膜,基因组为线状单正股RNA。⑥己型病毒性肝炎(简称己肝),己肝病毒的相关机制正在研究中。

**3.流行病学**

不同类型病毒引起的肝炎症状有明显差异,分述如下。

(1)甲肝:多发于秋、冬季,儿童多见。患儿、病毒携带者为传染源。潜伏期为15～45天。潜伏期末至发病后3～4周为传染期,传播以粪-口途径为主,由粪便污染食物或手引起。水源被污染后也可导致流行。

(2)乙肝:病毒存在于血液、唾液、胆汁、尿及粪便中,通过血液、注射、针刺等途径传播。潜伏期为25～180天。也可通过密切的生活接触传播。还有一点和艾滋病非常相似:无保护的性行为(通过精液、阴道液),通过胎盘、分娩、哺乳等的母-婴传播,也是极重要的传播途径。

(3)丙肝:主要因输血而感染,潜伏期50～160天。为保障输血安全,我国各地卫生健康委员会已对各地输血机构、医院的血源进行强制性严格检查,内容包括对血清丙肝抗体的检测。

(4)丁肝:与乙肝传播方式相似,潜伏期尚未明确。

(5)戊肝：流行病学特点与甲肝相似，但传染性较甲肝低。潜伏期 14～63 天。

(6)已肝：指在散发性急性肝炎、输血后慢性肝炎中不适用现有标准诊断的肝炎患者。

**(二)临床表现**

不同病毒引起的肝炎，其临床表现可主要归纳为以下 3 类。

**1.急性黄疸型肝炎**

病程 1～4 个月，大多由甲肝病毒引起。病毒侵入肝细胞后使其受损，肝功能降低。因排泄胆红素不全，导致血胆红素浓度增加，引发黄疸；巩膜最明显，严重者皮肤、黏膜均发黄。黄疸过程：①黄疸前期，多数起病缓慢，约 1/3 起病急，畏寒、发热，体温多数在 38 ℃以下。少数患者以高热、全身乏力为特征，食欲缺乏、恶心、呕吐、厌油腻，常伴上腹不适、腹胀、轻度腹泻。小便颜色逐渐深似浓茶。病程平均为 1 周。②黄疸期，尿色继续加深，巩膜、口腔黏膜首先黄染，而后波及皮肤。黄疸初现时有发热、胃肠道症状、乏力，可在短期加剧，而后迅速改善。大便灰白色或陶土色。肝大，质地充实，有不同程度叩痛、压痛，病程为 2～4 周。重症可于此时发生黄色肝萎缩，导致急性肝功能衰竭，预后差。③黄疸后期(恢复期)，症状逐步消失，食欲恢复，精神好转，黄疸逐渐消失，随之增大的脾脏也消退。肝大消退较晚，多数需 2 周～2 月或更长。少数患者可长期遗留上腹不适、食欲差、乏力、厌油腻等症状，但肝功能、肝活体组织检查均正常，称"肝炎后综合征"。

**2.急性无黄疸型肝炎**

其较多见，占全部肝炎病例的 50％～90％。发病缓，病程中不出现黄疸。其他症状、体征和急性黄疸型肝炎相似，但程度较轻。部分患者无自觉症状，仅体检时发现血清丙氨酸氨基转移酶升高，或肝炎病毒血清学检查阳性，称"无黄疸"或"无症状"型肝炎。

**3.慢性迁延性肝炎**

慢性迁延性肝炎患者病程超过半年，症状、体征、肝功能异常，但多不严重，无自身免疫及其他系统表现。症状仅有食欲缺乏、乏力、腹胀、便溏、肝区疼痛等，少数甚至毫无症状；体征仅肝脏稍大。少数患者可见蜘蛛痣，可扪及脾脏但无进行性增大。无黄疸，病程持续几年或几十年。

**4.慢性活动性肝炎**

病程超过 1 年，症状、体征、肝功能异常较明显，有时有黄疸、水肿。体征较差,面色晦暗。手、脚掌有散在或密集成片的红色斑点,压迫可褪色,称为"肝掌"。肝大而硬,脾脏亦大,舌呈紫暗。部分患者有自身免疫现象和多系统损害,如关节炎、皮疹、肾炎、女性月经紊乱、男性性功能减退等,预后不良。

5.淤胆型肝炎

淤胆型肝炎也称"毛细胆管型肝炎"或"胆汁淤积型肝炎",表现为长期梗阻性黄疸,数月或1年以上。同时伴肝大、乏力、皮肤瘙痒,一般状况好,食欲稍减退或不明显,预后良好。

**(三)预防和治疗**

学龄儿童、青少年所罹患的肝炎和成人相比,有以下特点:①甲肝黄疸型多见、病程短,预后良好。②易出现消化系统症状。③肝脏血流量较成人丰富,肝细胞再生能力强,肝损坏后易修复,痊愈较彻底,故即使重症肝炎也很少继发肝硬化。不过,婴儿因对有害因素敏感,预后较差。小儿若患慢性肝炎,可因蛋白质合成不良而影响生长发育。

1.预防

对不同类型肝炎可分别有针对性地采取以下预防措施。

(1)甲肝:①管理传染源,加强疫情报告,隔离期自发病起算不少于30天;对密切接触者医学检疫40天。学校食堂炊管人员、饮食行业人员定期体检,患病后及时调离工作岗位。托幼机构儿童患肝炎,痊愈后应继续观察2个月。②切断传染途径,注意个人卫生,饭前便后洗手,消毒餐具,保护水源,提供安全饮用水,防止粪便污染。肝炎患者粪便须用2%漂白粉浸泡2小时,污染衣服、玩具、书、杂物等高温或环氧乙烷消毒。③保护易感者:密切接触患者的人应于1周内注射丙种球蛋白。

(2)乙肝:①预防原则同甲肝,对患者适当隔离。②献血者应做乙型肝炎表面抗原检查。全血、血浆、血制品严格消毒。注射严格执行一次一针一筒原则。③对共同生活家庭成员实施隔离和医学观察。④目前我国已制备出安全有效的乙肝疫苗。

(3)丙肝:①针对易感人群使用我国自制丙肝病毒疫苗。②尽量减少不必要的输血;需输血时事先检测血液丙肝病毒抗体;不能输阳性患者的血。③无论为预防或治疗,注射时都须严格无菌操作,一人一管一针。

(4)丁肝:①预防措施与乙肝相似。②接种乙肝疫苗后产生免疫者也可防止丁肝感染。因此,接种乙肝疫苗者既可预防丁肝病毒感染,也可预防乙、丁肝混合感染。

(5)戊肝:疫苗正在研制过程中。其他预防措施同甲肝。

2.治疗

迄今各类肝炎都缺乏特效治疗药物。主要治疗措施如下。

(1)适当休息,合理营养为主、中西药物疗法为辅。避免刺激性食物(如过多食醋、过多甜食)。

(2)避免使用有害肝脏的药物。患者用药宜简不宜繁,尤其针对儿童。

(3)急性肝炎期间卧床休息,饮食宜清淡且营养丰富,提供充足 B 族维生素和维生素 C。若饮食过少及有呕吐者,宜每天静脉滴注营养液治疗。

(4)慢性肝炎活动期治疗基本与急性肝炎相同。因其病情易反复,故若 HBV 复制标志持续阳性者可酌情选用下列药物:①抗肝细胞损害药物,如水飞蓟宾(水飞蓟素)、联苯双酯等,以保护肝细胞。②免疫调节剂,如胸腺素(胸腺肽)、特异性免疫核糖核酸、特异性转移因子,目的是提高抗病毒免疫力。③抗病毒药物,如干扰素、阿糖腺苷与单磷酸阿糖腺苷、阿昔洛韦、干扰素诱导剂等,以抑制病毒的复制。

## 四、结核病

### (一)概述

1.定义

结核病是由结核分枝杆菌引起、经气体和飞沫通过呼吸道传播的,是学龄儿童少年人群中较常见的慢性传染病。

2.病原体

结核分枝杆菌。对环境适应力较强,在适宜环境中可长期存活并保持致病力。排菌的结核患者是主要传染源。由于近年来抗结核药物的大量使用,使因原发耐药菌株所致的结核感染越来越多。

3.传播途径和影响因素

患者通过咳嗽、打喷嚏或说话,喷出含结核分枝杆菌的唾沫,易感者吸入而形成感染。随地吐痰,细菌随尘土飞扬,吸入后也可感染结核病。结核菌还可经消化道、皮肤、子宫内感染等途径传播。与排菌患者密切接触的 5 岁以下小儿,结核感染率高达 68.4%,而无接触史者仅 17.5%。感染发病率还受以下因素影响:①年龄,儿童结核病感染率、患病率随年龄增长而逐步升高。②环境、营养与体质,居住拥挤、通风不良环境可使患病率显著增高;营养不良、疲劳、精神紧张、患其他传染病等使抵抗力下降,也易引发结核病。③卡介苗接种覆盖率下降。

接种卡介苗迄今仍是最重要的被动免疫措施,可显著降低儿童结核病的发病率和病死率。预防效应接种后第一个 5 年可达 80%,高峰期 2.5～5 年,10～15 年内效果仍达 59%。来自一些偏远地区的中、小学生因从未接种过卡介苗,感染肺结核的相对危险率为接种者的 14 倍。在流行严重的国家及地区,几乎所有患者的结核杆菌感染都始于儿童期。

4.流行状况

中华人民共和国成立前,我国 0～14 岁感染率为 151.2/10 万。经持续多年抗结核治疗,感染率逐步下降,其中 20 世纪 50～60 年代降幅最大,而 1979—1990 年间降幅趋缓,乡村感染率高于城市的趋向未得到根本扭转。近年来,结核病发病率在发展中国家显著回升。迄今全球仍有 1/3 人口感染结核分枝杆菌,每年新发患者约 900 万,死亡近 300 万。为此,世界卫生组织宣布全球进入"结核病紧急状态"。疫情回升的主要原因:来自严重流行区的大量移民;艾滋病病毒感染;耐药菌株出现。更关键因素是许多国家放松了结核病的防控工作,缺乏有效的防治策略、训练有素的医务人员、资金支持力度严重不足等。我国现有肺结核患者约 600 万人,每年死亡约 25 万人,居全部死因的第 7 位,占全部传染病死亡人数的 66.5%。可见,我国结核病疫情依然严重,防治工作任重道远。儿童、少年是结核病的易感人群,儿童期原发感染是成人期继发性结核的根源。积极防治儿童结核病,对控制结核病流行有重要意义。

**(二)临床特点**

儿童结核病和成人相比,有以下特点。

1.全身感染为主,肺部病变最多见

儿童初次感染结核分枝杆菌时,细菌不仅在侵入部位繁殖,还引起邻近的淋巴管、淋巴结发生炎症反应,组成原发结核综合病灶。原发结核还可通过血液循环播散在肺部、肾脏、骨骼、脑膜等处,形成潜伏病灶,成为日后继发性结核的来源。

2.病灶部位与成人不同

其原发病灶多位于肺外周部,如肺上叶下部、中叶上部,而成人肺结核的初期病灶多在肺尖部。

3.继发性结核

共多见于 12 岁以上的青少年,既可起因于上述潜伏的原发病灶,也可因原发感染灶复发导致,属内源性感染。

4.婴幼儿易引起"浓厚感染"

其指大量结核分枝杆菌同时吸入肺内所引起的重症结核。当痰菌阳性的结核病母亲面对婴幼儿用力咳嗽时,后者可在短时间内吸入大量结核分枝杆菌,引起感染。

5.儿童少年对结核菌有高度的敏感性和反应性

上述原发结核在病灶周围产生的广泛炎性反应。X线下表现为圆形或大片浸润,边界不整齐、均匀或云雾状阴影,结核菌素试验呈强阳性反应。还可能出现多发性浆膜炎,一过性、多发性关节炎等肺外免疫反应表现。

6.广泛累及淋巴系统

原发结核时出现的全身淋巴结肿大,以颈部、纵隔淋巴结最多见。与原发灶对应的肺门淋巴结受累也较常见,严重时发生干酪样坏死,甚至穿破支气管,产生支气管播散。因此,支气管淋巴结结核是儿童期结核的最常见病症。

7.原发结核有全身播散倾向

儿童体内非特异性防御机制未形成。一旦时机(如营养缺乏、发生其他疾病)成熟,病菌将从原发结核开始,引起淋巴源性、血行性播散,引起粟粒性肺结核、结核性脑膜炎等症状严重的肺外结核病。

8.儿童原发性肺结核预后比成人显著要好

90%以上的原发结核病灶可自然愈合、钙化。不过应注意:并非所有儿童的结核病变都是良性预后,少数可潜伏、进展、恶化,尤其原发性肺结核和肺外结核,青春期复发率高,应积极治疗,以免后患。

**(三)防治策略和措施**

结核病作为重大公共卫生问题,应采取正确的防治策略:①它是呼吸道传染病,易在学校这一人群密集场所传播。学生处于结核病易感年龄,故儿童、少年结核病防治应以学校为基础展开。②按世界卫生组织制定的"结核病控制目标对策"要求,应将早期发现患者、优先治疗痰菌阳性者、提高新生儿卡介苗接种覆盖面等作为基本控制政策。③严格实施世界卫生组织建议的直接观察式短程疗法。防治措施如下。

1.开展"结防"健康教育

将防治知识列入中、小学健康教育,对象包括学生、家长、教职员工。普及预防知识,搞好环境卫生,纠正随地吐痰等不卫生习惯,加强锻炼,注意营养,提高机体抵抗力。

2.定期筛查

早发现病例(传染源)。将活动性肺结核患者及时隔离治疗,防止疫情扩散。方法:①结核菌素试验。对成人无明显意义,但是诊断儿童结核病的重要途径。阳性、中度阳性表示已受过结核分枝杆菌感染或接种过卡介苗;强阳性的诊断、确认结核感染的临床意义更大。②X线检查。胸透可发现肺部可疑病变,拍摄胸片更有利于确诊。③痰结核分枝杆菌检查。属特异性高的病原学诊断法,为发现和确认传染源提供重要依据。痰结核分枝杆菌阳性者不论肺部X线胸片表现如何,均可确诊活动性肺结核。

3.积极治疗

患者一旦确诊应及早隔离治疗,实现控制传染源、阻断传播等目标。制订个体化治疗方案,力争全程、彻底治疗,防止并发症发生或转成慢性迁延性(可延续到成年)肺结核。患儿治疗后痰结核菌检查阴性,无传染性后,方可复学;每年复查一次,确保疗效巩固。凡确诊为传染性结核(痰菌涂片阳性)患者,都应严格按直接观察式短程疗法接受治疗。每次用药在医务人员监督下完成,未按时用药者当天采取补救措施。全部药品免费供应,由医务人员统一掌握。实施该疗法全程治疗后,群体痰菌转阴率可达98%以上,停药后2年复发率仅3.4%,效果良好。

4.扩大卡介苗接种覆盖面

依据:①可诱导个体对结核分枝杆菌产生特异性免疫力。虽不能完全阻止结核菌感染,但可显著降低原发病灶,抑制感染过程,使入侵的结核分枝杆菌不能大量繁殖播散,从而减少机体组织的病理变化。对婴幼儿、青春期等正在旺盛生长的人群意义尤其重大。②可显著降低粟粒型结核、结核性脑膜炎等原发结核病的严重并发症发生率。③降低多种结核病的发生率,尤其可显著减少结核性胸膜炎、继发性肺结核病等的发生。卡介苗接种的适合对象为未感染结核病、体内无特异性免疫力的易感者,主要是健康新生儿。我国计划免疫规定,新生儿出生后1个月内完成接种,因故未接种者也应于出生后3个月内完成接种,条件差的农村最迟不超过半年。结核菌素试验阴性小儿和成人亦应接种。目前因没有证据表明卡介苗复种有额外保护效力,已不再强调复种。世界卫生组织专家则认为:已出现艾滋病症状的患儿不能接种卡介苗,但在结核病患病率高的国家,感染了艾滋病病毒而尚未出现艾滋病症状者仍应接种;母亲感染艾滋病病毒而自身表现正常的婴儿也应接种。

5.药物预防

目的不是预防结核分枝杆菌感染,而是预防已感染者发病;防止肺内非活动性病变转为活动性病灶;预防结核病灶在生长变化急剧的青春期复燃,减少并发症。因此,凡存在下列情况之一者,均应给予 6 个月至 1 年的异烟肼药物预防:①与肺结核患者(痰涂片阳性)密切接触,或虽无接触史但近期结核菌素试验转阳;②5 岁以下小儿,与患者密切接触,即使已接种过卡介苗也应接受药物预防;③结核菌素试验呈强阳性反应者;④结核菌素试验阳性,但因患麻疹、百日咳等导致免疫力下降者;⑤结核菌素试验阳性、X 线检查提示非活动性病变者;⑥艾滋病病毒感染儿童。

# 第三节 肠道蠕虫感染

## 一、蛔虫感染

### (一)概述

1.定义

蛔虫病又称蛔虫感染,是由人蛔虫(似蚓蛔线虫)引起的一种肠道寄生虫病,我国各地分布广泛,是儿童期最多见的肠道寄生虫病。

2.病原体

蛔虫是主要寄生于人体肠道的线性蠕虫,有极强的繁殖力。每条雌虫日产卵 24.5 万余个,感染人体后 2～2.5 个月即产卵。虫卵对外界抵抗力强,在温暖、适宜环境中可存活 1～2 年,在－10～39 ℃条件下可存活数月,在粪坑中可存活 0.5～1 年,对许多酸性化学品的抵抗力也很强。

3.传播途径

包括:①经口传播,手接触虫卵污染的泥土,手上或指甲缝里黏附虫卵;生吃瓜果、蔬菜;感染期虫卵进入人体。②土壤是蛔虫卵的重要宿主。用未经处理的人粪做肥料,随地大、小便,是蛔虫卵污染环境的主因。田地里的蛔虫卵黏附在鞋底、泥脚上带回家,亦可通过苍蝇、家畜、家禽携带而传播;虫卵还可随灰尘飞扬,被吸入鼻咽部咽下而感染。③蛔虫感染有明确的季节、气候、生产和生活规律。感染期虫卵出现率以 7～8 月份最高,从 4 月末或 5 月初开始感染,持续到 10 月份。

4.流行病学

20世纪80年代,我国首次人体寄生虫分布调查资料显示,全国蛔虫感染人数为5.3亿,蛔虫平均感染率为47.0%,约为全球平均感染率(28%)的2.8倍。14岁以下儿童蛔虫感染人数为1.9亿,平均感染率为42.8%~54.2%。近年来因采取学校集体驱蛔等综合措施,蛔虫感染率显著下降。2000年中国学生体质健康调研显示,城男、城女、乡男、乡女蛔虫感染率分别为4.41%、4.44%、8.57%和8.06%。蛔虫感染的严重程度可用感染度来评价。感染度指每克粪便中含的蛔虫卵数。轻度,含蛔虫卵1~1 000个;中度,含蛔虫卵1 001~5 000个;重度,含蛔虫卵5 001~19 000个;极重度,蛔虫卵≥19 000个。蛔虫感染率高的地区通常感染度也重。我国各地儿童人群蛔虫感染绝大多数为轻度,中度较少,而重度、极重度者极少。

**(二)危害和防治措施**

1.蛔虫感染的危害

(1)幼虫移行期:幼虫在儿童体内的移行过程中,因幼虫的机械损伤,分泌物、代谢物和虫体死亡后分解产物的毒性作用,可引起肺部症状和全身反应,出现干咳、哮喘、呼吸困难、胸痛,甚至发绀,咳黏液痰或血痰等,伴38 ℃左右发热。

(2)成虫期:①成虫寄生于肠道,可损伤肠黏膜,导致消化吸收障碍、食欲缺乏、伏食、异食癖、恶心呕吐等。②蛔虫以肠腔内半消化的食糜为营养,加之蛔虫可导致吸收障碍,常引起营养不良,尤多见于严重感染者。③蛔虫损伤肠黏膜,可引起腹痛。儿童期间多见反复发作的脐周隐痛,按之无压痛,也无抵抗,有时出现腹泻,黏液便和血便。④蛔虫代谢产物、毒素被人体吸收后,出现低热、精神萎靡、烦躁、睡眠不安、夜磨牙、易惊等症状,还可引发荨麻疹、哮喘、神经性水肿、嗜酸性粒细胞计数增多等变态反应。⑤大量蛔虫可堵塞肠管,引起肠梗阻;钻进胆管,引起胆道蛔虫病;侵入胰腺,引起胰腺炎;侵入阑尾,引发阑尾炎;钻出肠道,引起肠穿孔,导致腹膜炎。⑥重度蛔虫感染儿童常有发育迟缓、智力迟钝等表现。

2.防治措施

积极防治蛔虫感染历来是学校卫生工作的重要内容,以加强人、畜粪便管理和无害化处理、搞好环境卫生、开展健康教育、培养良好卫生习惯、集体投药驱蛔等为目标,采取以下综合防治措施。

(1)改善学校、社区环境卫生,及时处理污物,消灭蚊蝇孳生地,切断传染途径。尤其乡村地区应大力进行改厕工作,积极推广堆肥、沼气池等粪便无害化处理,防止污染环境,将粪便虫卵杀死后再作肥料使用。

(2)健康教育是防治蛔虫感染的重要手段。通过普及卫生知识,提高学生自我防治意识和技能。教育对象还应包括家长、教职员工、学校炊管人员。针对蛔虫经口感染的特点,从严把住"病从口入"关,养成良好的饮食和个人卫生习惯。

(3)驱虫治疗:利用化学药物驱虫治疗,是降低蛔虫患病率和感染率的重要措施,驱虫治疗还有消除病源、减少和阻断传播的作用。卫生健康委员会、教育部、全国爱卫会颁布的《全国学生常见肠道蠕虫感染综合防治方案》要求:①感染率高于40%的地区,每年2次(间隔至少3个月)在中、小学校集体服药驱蛔。②感染率低于40%的地区,经粪检发现感染度较高,重复、多重感染严重的,也可集体服药。因地制宜,适当延长服药间隔。为避免感染率、再感染率的回升,应在集体驱虫后一定时间再复查粪便,对虫卵阳性者继续驱虫治疗,必要时反复进行。③感染率低于5%的地区/单位无需集体驱虫,治疗对象只限于阳性患儿。选用安全、广谱、高效、方便、价格适宜的驱虫药。常用药物有阿苯达唑、甲苯达唑、复方甲苯达唑等。集体服药可先小范围试点,取得经验后再有计划地扩大覆盖范围。认真对待并且及时处理可能出现的不良反应,严格掌握适应证和禁忌证。集体驱蛔前,做好家长、学生的知情同意工作,减轻心理压力。服药中加强疗效及不良反应观察,及时处理可能出现的不良反应。

## 二、钩虫感染

### (一)概述

1.定义

钩虫感染是由钩虫引起的肠道寄生虫感染,以贫血、乏力、营养不良、胃肠功能紊乱为主要表现。

2.病原体

钩虫是寄生于人体肠道的线虫,主要有十二指肠钩虫、美洲钩虫两类。它们在土壤中的发育适宜温度分别为22～26℃和31～34.5℃。平均气温10℃以下停止发育,40℃以上虫卵很快死亡。温暖潮湿的南方几乎全年可造成流行,北方仅夏季的2～3个月内发生感染。

3.传播途径

包括:①接触传染,儿童赤脚入水嬉戏、赤脚走路、下水田、坐在泥地玩耍等,均可使钩蚴通过接触钻入皮肤,造成感染,这是儿童感染钩虫的主要方式。②食用被虫卵污染的蔬菜、食物,婴儿尿布被钩蚴污染,也是重要感染途径。③幼虫侵入母体,再通过胎盘使胎儿感染。出生后通过哺乳,使婴儿感染。

4.流行病学

包括:①钩虫病分布范围遍及全球,热带、亚热带地区流行广泛。我国乡村感染率显著高于城市,南方高于北方。感染高峰为5～9月份,感染率随年龄而上升。②20世纪80年代,全国首次人体寄生虫分布调查资料显示各年龄感染率:0～4岁,5.53%;5～9岁,11.62%;10～14岁,15.62%;15～19岁,18.96%。推算全国14岁以下儿童钩虫感染者超过2 000万人。

**(二)危害和防治措施**

钩虫素有"吸血鬼"之称,对儿童体质和健康危害很大。

1.钩虫感染的危害

(1)幼虫引起的症状:①钩蚴性皮炎。钩蚴侵入皮肤后,局部迅速出现痒疹,继发为疱疹或脓疱。婴幼儿皮肤细嫩,钩蚴易穿过,但不一定都出现钩蚴性皮炎。②呼吸道症状。幼虫沿血液循环入肺时常穿破微血管,引起出血、炎症,出现咳嗽、痰中带血,发热、哮喘等症状,数天或数周内消失。

(2)成虫引起的症状:①消化道症状。受成虫吸附肠壁的机械刺激和分泌毒素作用,患儿常感上腹部不适或隐痛,伴消化功能紊乱,如恶心、呕吐、腹泻、食欲缺乏等,少数患儿有异食癖。严重者可引起营养不良,生长发育迟缓。②缺铁性贫血。成虫吸附于肠黏膜,造成许多出血点。钩虫吸血时分泌的抗凝素,使肠道出血点长时间出血不止,造成患儿长期慢性失血,面色苍白、水肿、皮肤粗糙、毛发枯黄、头晕、乏力、精神萎靡。严重者可发生贫血性心脏病,心尖部有明显收缩期吹风样杂音,伴心悸、气短、下肢水肿。③婴儿钩虫病。婴儿肠黏膜柔嫩,易出血,故贫血症状和程度常更严重。可出现黑便或血水样便,突发性急性便血性腹泻。贫血迅速加重,可引发心力衰竭,若不及时诊治可致死。慢性感染婴儿生长迟缓、重度营养不良和缺铁性贫血。

2.防治措施

防治钩虫感染是我国寄生虫疾病的防治重点,学校卫生是其重点阵地之一。应采取以下综合防治措施。

(1)加强粪便管理,改善卫生设施:钩虫感染流行与个人、环境卫生关系密切。搞好社区、学校、家庭环境卫生,加强粪便管理,杜绝或减少虫卵环境污染,是预防儿童钩虫病的关键。乡村应大力推广卫生厕所,利用粪尿混合贮存、沼气化粪池、高温堆肥法灭卵等对粪便作无害化处置。

(2)加强个人防护:虫病流行区儿童要避免赤脚,注意食物、餐具和日常生活用品卫生,不被钩虫污染。不能用沙土袋代替婴儿尿布。晨露未干、雨后初晴时尽量不进入菜园坐地嬉戏,不穿开裆裤。下水劳动应穿胶鞋(靴)、戴橡胶手套,也可用防护药剂(1.5%左旋咪唑硼酸乙醇溶液)涂抹皮肤,防止感染期幼虫侵入。

(3)将防治钩虫和缺铁性贫血密切结合。

(4)积极开展健康宣教:①开展形式多样的健康教育活动,如出墙报、放电影、录像、办培训班、开设健康教育课等,提高学生、家长、教师的自我防治意识。②提供技能培训,如玩耍、下水、饮食时的各类注意事项。③普查普治,消除、控制传染源。④确诊后及早驱虫治疗,不仅保护儿童健康,且能有效控制病源,减少和阻断传播。可根据当地钩虫病流行状况,因地制宜制定治疗方案,包括集体驱虫、选择性人群驱虫、目标人群驱虫等。常用苯咪唑类药物为驱虫药,兼具杀死成虫、虫卵作用。集体驱虫治疗前认真做好组织发动工作,严格掌握服药的适应证和禁忌证,一旦出现严重的服药反应和不良反应,应及时送医院治疗。

### 三、蛲虫感染

#### (一)定义

蛲虫感染是由蛲虫引起的肠道寄生虫感染,以肛门、会阴奇痒为主要表现,易引发多种消化、泌尿器官疾病。

#### (二)病原体

蛲虫,俗称"线头虫",是一种白色细小、两端尖直的线虫。成虫寄生在人体盲肠、阑尾、结肠、直肠等处,吸取肠内营养物和血液为生。雄蛲虫交配后不久死亡,雌虫则在患儿睡眠时爬出肛门在周围产卵。肛周温度、湿度适宜,氧气充足,虫卵只要5~6小时即可发育成感染性虫卵。

#### (三)传播途径

传播途径主要有3条:①经口吸入。患儿因痒而搔抓肛门,手上沾满虫卵;虫卵污染裤子、被褥、生活用品,把虫卵带至手上,再通过手拿食物,经口进入消化道而感染,是主要感染途径。蛲虫寿命仅2~4周,但通过该途径可使儿童长年累月地自身重复感染。②虫卵随气体、尘埃飞扬,被吸入鼻咽部而感染。③幼虫在肛门口发育成熟后,逆行爬回肠内,发育为成虫。

#### (四)流行病学

无全国性资料,但20世纪90年代初,据山东、河北、河南、安徽、湖北等省进行的流行病学调查,感染率较高,1~3 岁 23.6%,4~6 岁 36.7%,8~12 岁 15.8%。城乡感染率之比为 1:2.8。其中近半数存在和蛔虫、鞭虫的混合感染。

**(五)危害性**

包括:①蛲虫寄生在肠腔,钻入肠黏膜吸取营养,常引起黏膜发炎、出血。雌蛲虫在肛门口产卵,刺激肛门口黏膜,使肛门、会阴奇痒,不时以手搔抓,严重影响睡眠。②因感染而出现局部肿胀、发炎。③蛲虫到处乱钻,常侵入阑尾、女孩生殖器官和尿道,可引起阑尾炎、阴道炎、子宫内膜炎、尿道感染等。蛲虫偶可引发危险的腹膜炎等。

**(六)诊断**

若入睡前后肛门、会阴处有奇痒感,应警惕蛲虫感染。家长可在这些部位的皮肤皱襞处仔细寻找成虫。蛲虫非天天晚上产卵,宜连查 3~5 天。时间以清晨五六点钟为宜,先检查,后大便。利用透明胶纸法,检出率达 90% 以上。方法是将一块透明胶纸卷放在小竹板上,胶面朝外,在肛门皱褶处反复轻压 5~6 次后取下粘贴在玻璃片上,由医师在显微镜下查找虫卵。

**(七)预防治疗**

包括:①蛲虫重复感染率高,不易根治。关键是搞好卫生,养成良好卫生习惯。②发动家人、同学、室友都注意个人卫生,防止交叉感染。③内衣内裤天天更换,被褥经常放置太阳下暴晒。④晨起后淋浴,冲洗肛门,可将大量幼虫冲走。⑤肛门痒者可用 10% 氧化锌软膏、2% 氯化氨基汞(白降汞)软膏或 10% 硫磺软膏局部外搽。⑥中药百部浸膏、甲紫配制的蛲虫膏等,既止痒又兼杀虫,效果良好。⑦口服药物:甲苯达唑、噻嘧啶、复方甲苯达唑、恩波维铵等。蛲虫易自身重复感染,故服药后 2~3 周宜重复服药以根治。

**四、绦虫感染**

**(一)概述**

1.定义

绦虫病是由绦虫成虫寄生在小肠里引发的传染性疾病。囊虫病则由绦虫幼虫(囊尾蚴)寄生于人体皮下、肌肉、肝脏、眼睛和脑组织而引起,危害更严重。

2.病原体

绦虫在我国主要有猪绦虫、牛绦虫两种,其生物特性和致病作用相似,前者更常见,是本节描述重点。猪绦虫是一种扁长的大型绦虫,长为 2~4 m,由 700~

1 000个节片组成。前端有头节,上有吸盘,顶端外突,有两排各30~50个小钩。吸盘、顶端、小钩帮助绦虫吸附于小肠。雌绦虫节片里有数以万计的虫卵。幼虫叫猪囊尾蚴,黄豆大小,半透明囊泡,内有囊液。囊壁上有米粒大的小点,即将来的"头节"。猪囊尾蚴可在猪瘦肉中寄生3~4年之久,被寄生的猪称"米粒猪"。

**3.传播途径**

包括:①绦虫成虫从人体中排出装满虫卵的节片,随粪便污染环境。②猪到处拱食时把节片吞进肚里,虫卵趁机在猪肠中发育成囊尾蚴。③人食入米粒猪的肉时,囊尾蚴随之进入人体,在小肠里约经2个多月发育为成虫。绦虫在体内寄生者大多为1~2条,少数有多条,寿命可达5~15年。被感染者即为猪(牛)绦虫病患者。④绦虫病患者是猪、牛绦虫的唯一传染源。囊虫病在绦虫病基础上发生,其主要传播途径是绦虫病患者的自体重复感染,即:体内的成虫节片没能随粪便排出,而是在肠腔内解体;虫卵散满肠道,随血液循环流遍全身;在身体各组织中发育成囊尾蚴。重复感染产生的囊尾蚴数量大,到处寄生,但不会长成成虫。

**(二)危害和防治**

绦虫病由成虫引起,危害相对轻:①经常出现上腹疼痛、腹泻、消化不良症状,甚至出现肠梗阻和阑尾炎,多伴消瘦、乏力感。②大便中可见成串白色带状节片("寸白虫")。一旦发现白色带状节片,应高度警惕绦虫病,尽快确诊治疗。感染时间越长,因自体重复感染而导致囊虫病的危险性越大。

囊虫寄生在许多重要人体组织中,危害性远大于绦虫。表现:①寄生于皮下、肌肉。皮下出现花生粒大小的硬性、活动结节,多者成百上千;躯体多,四肢少,分批出现又自行消失,造成肌肉酸痛;大小腿看似粗壮,实际软弱无力,行动困难。②寄生于眼,多数位于眼球深部、玻璃体及视网膜下。轻者引起视力障碍,重者导致失明。囊虫尸体对眼部产生强烈刺激,造成视网膜炎,严重者可引发视网膜剥离、白内障、青光眼、眼球萎缩等症状。③寄生于脑部,最多见,占全部囊虫病的70%以上。起病缓慢,最常见者是引起癫痫发作,或颅内压升高、视力模糊、头痛、神志不清等。少数患者出现偏瘫、失语、半身不遂等症状,严重时导致猝死。④脑囊虫病患者对流行性乙型脑炎病毒较敏感,一旦罹患脑炎,病变常进一步加重,病死率高。

我国北方有些地区有食干牛肉、烤牛肉习惯,常因食入未烧熟牛肉而感染牛绦虫病。南方人则可能因吃"米猪肉",口尝生肉馅,或切肉的生、熟案板不分而感染绦虫病。因此,南、北都可流行绦虫感染。

　　治疗绦虫病较好的药物有吡喹酮等，能引起虫体肌肉麻痹，极度挛缩，随粪便排出。氯硝柳胺(灭绦灵)和硫氯酚(硫双二氯酚，别丁)也能驱虫，但对虫卵无作用。中药可采用南瓜子和槟榔联合治疗，治愈率达95%以上。槟榔使绦虫头节和节片麻痹，南瓜子打击绦虫的中后段，两药合用使虫体瘫软，扭成一团而随粪便排出。这两种药价廉，无不良反应，且不需住院，尤其适合农村青少年。用药前先服止吐剂，呕吐可能导致自身重复感染，引发囊虫病。服药后半年内大便无节片排出，虫卵检查转阴，可认为已治愈。

　　治疗囊虫可用吡喹酮和阿苯达唑，两者都能杀死囊尾蚴，后者作用更温和。宜住院进行治疗，由医师监护，原因是已有脑囊虫病症状者可能在治疗过程中发生剧烈头痛、恶心呕吐、癫痫发作等，少数甚至可发生脑水肿、脑疝。眼囊虫病不能服药，因为囊虫被杀死后，尸体停留原处可引起眼睛发炎甚至失明。陈旧性包囊可手术摘除。

　　绦虫病、囊虫病都应积极预防：①通过健康宣教，使患儿和家长认识到其危害性和传播途径，人人养成良好的个人和饮食习惯。②搞好环境卫生。不要放牧生猪，要圈养；猪圈和粪坑隔开，阻断人-猪-人传播途径。③改变不良生活方式，如不吃未煮熟的猪肉、生牛肉干；切肉刀和砧板生熟分开；煮肉时肉块要切小，保证里、外熟透；买肉要买经过检疫的，不能买病猪肉、米猪肉。④绦虫病、囊虫病一旦确诊要抓紧治疗，越快越好，防止感染他人和自身重复感染。⑤患者大便要消毒处理(使用1%漂白液)或就地掩埋。服药驱虫者应及时(用药后3个月、半年各一次)检查粪便，注意其中是否有头节和虫卵。

# 第八章　儿童康复

## 第一节　精神发育迟滞

### 一、概述

精神发育迟滞是指在 18 岁以前发育的阶段,由于遗传因素、母孕期不利因素或心理社会因素等各种原因所引起,临床表现以智力低下和社会适应困难为主要特征的一组发育障碍性疾病。

精神发育迟滞是发育障碍性疾病中较为常见的一组综合征,是导致人类精神残疾的重要原因。1985 年,世界卫生组织资料报道轻度精神发育迟滞的患病率约为 3%,严重精神发育迟滞(包括中度、重度、极重度)的患病率为 3%~4%。1987 年,我国进行了全国智力残疾流行病学调查,结果报道该障碍患病率为 1.268%,其中男性为 1.315%,女性为 1.220%。1985—1990 年,我国又对全国八省市 0~14 岁儿童进行了流行病学调查,结果显示精神发育迟滞的总患病率为 1.20%,其中,城市患病率为 0.47%~0.82%,总患病率为 0.7%;农村患病率为 1.20%~1.73%,总患病率为 1.41%。男孩患病率城市为 0.78%,农村为 1.43%;女孩患病率城市为 0.62%,农村为 1.39%。轻度最多,占 60.6%,中、重、极重度占 39.4%。2006 年,我国再次调查结果显示该障碍患病率为 0.75%。2011 年,Maulik 等对该障碍以人口学为基础的研究进行 Meta 研究,结果显示:该障碍平均患病率为 1%,无论在成人还是儿童少年,男性均更多见。在成人中,男女之比为 1∶0.7~1∶0.9;在儿童少年中,男女比例为 1∶0.4~1∶1,中低收入国家患病率是高收入国家的 2 倍。因该障碍较为常见,并会导致人类精神残疾,因此,重视该障碍、积极防治该障碍非常重要。

## 二、病因

精神发育迟滞的病因相当复杂,但总体可分为两大类,即生物学因素和心理社会因素。研究这些因素,对预防及治疗该障碍均有非常重要的意义。

### (一)生物学因素

1.产前因素

(1)遗传因素:遗传因素是导致精神发育迟滞的重要原因。遗传因素包括以下几个方面。①染色体异常:有报道约10％该障碍患儿及该障碍中20％中度、极重度患儿是由于染色体异常所导致。染色体异常包括染色体数目异常(最常见者为21-三体综合征)和染色体结构异常(最常见者为脆性X综合征)。②单基因遗传疾病:目前研究已发现人类有4 000～5 000种单基因遗传疾病,其中有300多种疾病的生物化学异常已被确定。单基因遗传疾病遵循孟德尔遗传定律,但外显率受多种因素影响而有所不同。显性遗传疾病包括结节性硬化症、神经纤维瘤病等。隐性遗传疾病包括苯丙酮尿症、半乳糖血症、同型半胱氨酸血症等。遗传代谢性疾病多为单基因隐性遗传性疾病,最具代表性的是苯丙酮尿症。③多基因遗传疾病:多个基因共同作用的结果,如家族性小头畸形等。

(2)母体在妊娠期受到有害因素的影响:母体在妊娠期受到有害因素的影响也是导致精神发育迟滞的重要原因。①感染:目前已知至少有12种病毒可以通过胎盘感染胎儿,其中以风疹病毒、单纯疱疹病毒、巨细胞病毒对胎儿影响最大,而风疹病毒则被公认为是造成胎儿畸形和智力低下的主要感染病原。人类免疫缺陷病毒也可通过母体感染胎儿,引起癫痫和智力发育障碍。如果母孕期感染弓形虫,也将影响胎儿发育,导致流产、畸形、癫痫发作、精神发育迟滞等。②药物及化学毒素:目前研究已发现某些药物,包括水杨酸类、地西泮、氯氮卓、苯妥英钠、三甲双酮、甲氨蝶呤、碘化物、黄体酮等均较易致畸,其中一部分累及大脑的发育,从而导致精神发育迟滞。铅、汞中毒也对胎儿发育产生不利影响,导致精神发育迟滞。酒精中毒、吸烟、吸毒等也是影响胎儿发育、导致精神发育迟滞的重要因素,其中以酒精中毒对胎儿发育影响最为常见。③放射线。④母体健康状况:母孕期如患严重躯体疾病,如高血压、心脏病、糖尿病或严重贫血、严重营养不良、缺碘等均可影响胎儿发育,导致精神发育迟滞。母孕龄＞40岁易导致染色体畸变。⑤胎盘功能不足。⑥情绪因素:母孕期长期焦虑、抑郁或遭受急性精神创伤,均有可能对胎儿中枢神经系统发育产生不良影响。

2.产时因素

胎儿在出生前后如出现宫内窘迫、出生时窒息、产伤致颅脑损伤和颅内出血、核黄疸等均可能导致胎儿及新生儿中枢神经系统损伤,从而导致精神发育迟滞。早产儿、极低出生体重儿中枢神经系统发育也往往受影响,从而可能出现智力发育的落后。

**3.产后因素**

出生以后的中枢神经系统感染、严重颅脑外伤、颅缝早闭、各种原因引起的脑缺氧、代谢性或中毒性脑病、严重营养不良、甲状腺功能低下、癫痫、重金属或化学药品中毒等,均有可能影响儿童的中枢神经系统的发育而导致精神发育迟滞。

**(二)心理社会因素**

因为贫穷或被忽视、被虐待而导致儿童早年与社会严重隔离、缺乏良性环境刺激、缺乏文化教育机会等均可导致精神发育迟滞。

**三、临床表现**

**(一)主要临床表现**

正如在精神发育迟滞的概念中所述,精神发育迟滞的主要临床表现包括两个方面:智力低下和社会适应困难。

智力通常也称为智能,主要包括既往获得的知识、经验以及运用这些知识和经验解决新问题、形成新概念的能力。智力是在先天素质的基础上,在现实社会中通过各种形式的学习和社会实践活动而逐渐形成的。智力水平的高低以智商来反映,可用多种方法予以评定。精神发育迟滞患儿均存在智力水平的低下。

社会适应能力是个体适应日常生活、工作、家庭、社会等各方面要求所需要具备的能力。社会适应能力包括以下几个方面:交流、自助、家庭生活、社交技能、公共资源的利用、自我定向、学校技能、工作、休闲、健康和安全。社会适应能力水平的高低可用社会适应能力量表予以评定。精神发育迟滞患儿社会适应能力存在不同程度的缺陷。

根据智力水平的不同,精神发育迟滞共分为4级,现将各级的临床特征介绍如下。

**1.轻度精神发育迟滞**

轻度精神发育迟滞占该障碍的75%~80%,智商范围为50~69,成年后智力水平相当于9~12岁正常儿童。患儿在婴幼儿期症状并不突出,只是说话、走路等,较正常儿童略微迟缓。上学后,学习困难突出,大多数患儿在小学三年级,部分患儿在小学一、二年级即开始各门功课不及格。患儿的言语能力一般无明显障碍,能较好地表达自己的愿望和感受,并足以应付一般的日常生活。通过学习,可获得一定的阅读、书写和计算技能,但因记忆、理解等认知能力差,绝大多数患儿不能完成普通小学学业。在儿童少年期,患儿可逐渐学会一般的日常生活技能,生活可自理,并有较好的独立能力,如独立外出、利用交通工具等,并能学会一般家务劳动。在成年后,可学会简单的手工劳动,大多数可独立生活,还可建立友谊和家庭。但因患儿应对困难能力差,在遇到不良刺激时易于出现反应状态,因此,常常需要加强各方面的指导和心理方面的支持。患儿一般无神经系统异常体征和躯体畸形,少于1/2的患儿有可确定的器质性或遗传性病因。

2.中度精神发育迟滞

中度精神发育迟滞约占该障碍的12%,智商范围为35～49,成年后智力水平相当于6～9岁正常儿童。患儿在婴幼儿期言语和运动发育即明显落后,说话走路等均明显晚于正常儿童。言语发展最终能够达到的水平也很有限,词汇量少,言语简单。认知能力发展也明显落后于正常儿童,虽略具学习能力,经过长期教育训练,部分患儿可学会部分很简单的读、写或个位数的计算,但不能适应普通小学的学习,无法达到小学一、二年级的学业水平。患儿日常生活技能较早就表现出困难,如穿衣、进食等。成年后不能独立生活,但可学会自理简单生活,在监护下可从事简单的体力劳动,但质量差,效率低。患儿多由生物学因素所引起,部分患儿伴有神经系统异常体征和躯体发育的缺陷。

3.重度精神发育迟滞

重度精神发育迟滞占该障碍的8%,智商范围为20～34,成年后智力水平相当于3～6岁的正常儿童。患儿在婴幼儿期言语及运动发育即相当落后,说话、走路均很晚。言语功能受损非常严重,只能学会一些简单的词句,词汇贫乏。认知能力也很差,不能接受学习教育,难以建立数字的概念。患儿情感幼稚,不会辨别和躲避危险。虽经长期反复训练可学会部分简单的生活自理技能,如自己进食和简单卫生习惯,但成年后生活不能自理,也不会任何劳动,终生需人照顾。患儿往往由显著的生物学因素所引起,并常伴有神经系统功能障碍(如运动障碍)和躯体畸形。

4.极重度精神发育迟滞

极重度精神发育迟滞占该障碍的1%～5%,智商范围低于20,成年后智力水平低于3岁正常儿童。患儿发育极差,走路很晚,部分患儿运动功能损害显著,终生不能行走。患儿言语功能也丧失,无言语或偶尔说简单单词。认知能力极差,没有数的概念,不能分辨亲疏,不知躲避危险。情感反应原始,只能发出一些表达情绪和要求的喊叫,难以从教育训练中获益。完全缺乏生活自理能力,终生需人照顾。患儿几乎均由显著的生物学病因所引起,如严重的染色体畸变和遗传代谢病,并常有明显的神经系统功能障碍和躯体畸形。大多数患儿因严重躯体疾病而早年夭折。

**(二)其他症状**

除以上主要临床表现外,精神发育迟滞患者尚常常伴有以下症状。

**1.躯体发育及功能的异常**

由于各种致病因素的影响,精神发育迟滞患儿常常存在各种躯体发育的异常,包括头颅畸形、面部畸形、唇裂或腭裂、四肢及性器官畸形、先天性心脏病等。部分致病因素所导致的精神发育迟滞还存在一些特殊的提示该病因的躯体特征:①21-三体综合征患儿,头小且前后径短、双睑裂向外上方斜、眼距宽、内眦赘皮、鼻梁低、张口伸舌、舌体厚、舌沟裂深、耳位低、小耳垂、耳郭畸形、双手短而宽厚,常见通贯掌,小指末端向内侧弯曲,足第一、二趾间距明显增宽,可见多指(趾)和指节缺如等;②脆性 X 综合征患儿,头大、脸长、前额突出、下颌大而突出、嘴大、唇厚、虹膜颜色变淡、耳大且向前、巨睾等;③苯丙酮尿症患儿,金发、皮肤白皙、蓝色虹膜等。

受到各种致病因素的影响,精神发育迟滞患儿还常常合并各种躯体功能的障碍,最重要的是视听觉障碍、运动障碍、大小便失禁,这类问题在重度、极重度患儿中存在较多。

此外,在精神发育迟滞这一人群中,合并其他躯体疾病的情况也明显多于其他精神疾病患者。如有研究对 1 135 名前来就诊的精神发育迟滞成年患者进行了详细的躯体检查,发现精神发育迟滞患者患躯体疾病者 2 倍于前来就诊的其他精神疾病患者,这些躯体疾病包括癫痫(45.8%)、甲状腺功能低下(12.7%)、胃食道反流(9.7%)、严重闭合性脑损伤(8.8%)、慢性疼痛(8.7%)、脑瘫(6.5%)、开放性脑损伤(6.3%)、自身免疫性关节炎(5.0%)、症状性高血压(4.7%)、脊柱侧弯(4.1%)、消化道溃疡(4.0%)、胰岛素依赖型糖尿病(3.5%)、严重哮喘(3.0%)、贫血(2.8%)、脑积水(2.8%)等。而且,还包括约 50 种发育异常综合征,如 21-三体综合征、脆性 X 综合征、Albinism 综合征、Klinefelter 综合征、结节性硬化症等。患者不仅很少有躯体方面的主诉,而且这些躯体疾病还可能导致患者出现一些精神方面的变化。

**2.各种精神障碍**

无论精神发育迟滞儿童、少年或成人均有可能伴发各种精神障碍,而且一些具有代表性的研究表明,在精神发育迟滞这一人群中,各种精神障碍的发生率明显高于普通人群。例如,1970 年,Rutter 等对 Wight 岛的 9～11 岁精神发育迟滞患儿进行研究,发现 30％～42％的患儿存在各种精神障碍。1986 年,Gillberg 等对瑞典一城市的 13～17 岁精神发育迟滞患儿进行研究,发现 57％的轻度精神发育迟滞患儿、64％的重度精神发育迟滞患儿存在各种精神障碍。在成年精神发育迟滞患者中,也有类似研究结果。如有研究报道,在一职业机构工作的 130 名成年精神发育迟滞患者中,17.7％患精神分裂症,9.2％患其他精神病性障碍,4.6％患情感障碍,2.3％患适应障碍,1.5％患焦虑障碍,6.2％患其他精神障碍。目前研究表明所有精神障碍均可发生于精神发育迟滞这一人群,如儿童孤独症、恐怖症、强迫症、广泛性焦虑障碍、儿童多动症、行为障碍、品行障碍、精神分裂症、情感性障碍、器质性精神障碍等。而且,智力损害程度越重,出现各种精神障碍的情况越多。在轻度精神发育迟滞中,出现各种障碍及其临床表现与非精神发育迟滞人群相类似。但在重、极重度精神发育迟滞中,幻觉、妄想、强迫等症状少见,而刻板、自伤等行为更为常见。精神发育迟滞患者之所以易于伴发各种精神障碍,与以下因素有关:①患者存在多种躯体和神经系统疾病,如甲状腺功能低下、癫痫、脑损伤、感觉系统的损害等,这些疾病易于导致精神方面的异常;②各种遗传综合征常常有与之相联系的行为异常;③患者的社会适应能力差,当出现不利的心理社会因素时易于出现精神方面的障碍。

### 四、诊断

#### (一)诊断步骤

**1.病史**
采集详细而正确的病史,详细了解患儿的发展情况及其可能的影响因素。

**2.检查**
全面的精神检查、躯体检查和神经系统检查。

**3.智力发育水平的评定**
可根据患儿的年龄、语言发育水平、检查配合情况选择适当的方法对患儿进行智力水平的评定,并应尽可能选择认知因子较多、内容较全面的智力评定方法。常用智力测验量表包括韦氏儿童智力量表、韦氏学前儿童智力量表、斯坦福-比内智力量表、瑞文渐进模型测验等。

**4.社会适应能力评定**
可选用儿童社会适应行为量表、婴儿-初中学生社会生活能力量表对患儿的社会适应能力予以评定。

5.必要的辅助检查

可根据患儿的具体情况选择适当的辅助检查,如染色体检查、头颅 CT 或 MRI 检查、甲状腺功能检查、各种遗传代谢病筛查、血铅等检查,以便在确定诊断的同时,尽可能寻找可能的病因。

**(二)诊断标准**

CCMD-3 关于精神发育迟滞的诊断标准:起病于 18 岁以前、智商低于 70、社会适应困难。患儿必须同时满足以上 3 条,方可诊断为精神发育迟滞。

1.轻度精神发育迟滞

(1)智商在 50~69,心理年龄为 9~12 岁。

(2)学习成绩差(在普通学校中学习时常不及格或留级)或工作能力差(只能完成较简单的手工劳动)。

(3)能自理生活。

(4)无明显言语障碍,但对语言的理解和使用能力有不同程度的延迟。

2.中度精神发育迟滞

(1)智商在 35~49,心理年龄为 6~9 岁。

(2)不能适应普通学校学习,可进行个位数的加、减法计算;可从事简单劳动,但质量低,效率差。

(3)可学会自理简单生活,但需督促、帮助。

(4)可掌握简单生活用语,但词汇贫乏。

3.重度精神发育迟滞

(1)智商在 20~34,心理年龄为 3~6 岁。

(2)表现为显著的运动损害或其他相关的缺陷,不能学习和劳动。

(3)生活不能自理。

(4)言语功能严重受损,不能进行有效的语言交流。

4.极重度精神发育迟滞

(1)智商在 20 以下,心理年龄约在 3 岁以下。

(2)社会功能完全丧失,不会逃避危险。

(3)生活完全不能自理,大小便失禁。

(4)言语功能丧失。

**(三)病因的诊断**

在确诊精神发育迟滞的同时,应积极寻找病因,尽可能作出病因学诊断。

**（四）合并的躯体疾病及精神障碍的诊断**

对于患儿合并的躯体疾病和精神障碍，也应予以诊断，从而使患儿得到更全面、更合理的治疗。

### 五、治疗

精神发育迟滞是导致精神残疾的重要原因，因此，早期发现、早期诊断、早期干预非常重要。精神发育迟滞的治疗涉及多个方面，包括精神发育迟滞的病因治疗、改善和促进脑细胞功能的药物治疗、促进智力和社会适应能力发展的教育训练、针对患儿存在的心理行为问题的心理行为治疗、针对合并存在的精神及躯体疾病的对症治疗等。这些治疗将从不同的侧面给予患儿所需要的各种帮助，因此，是一种充分考虑到患儿的各种需要，并包括药物治疗、心理干预、教育训练等多种方法在内的综合治疗。只有早期发现、早期诊断并采用上述综合治疗的方法给予患儿帮助，才有可能最大限度地改善患儿症状，促进患儿智力和社会适应能力的发展。

**（一）病因治疗**

明确病因是对精神发育迟滞进行病因治疗的基础。虽然到目前为止，已有报道约 2/3 的精神发育迟滞患者都有可能通过各种方法找到比较明确的病因，而且症状越重，找到病因的可能性越大。但是，在目前医学发展的背景下，对于大多数病因所致的精神发育迟滞，并没有有效的医疗手段可以进行病因治疗，因此，能够进行病因治疗的患儿很少，这是医学界目前面临的一个很大挑战。到目前为止，只有少数病因所致的精神发育迟滞可以进行病因治疗，这些病因主要涉及以下几个方面：①遗传代谢性疾病，如苯丙酮尿症、半乳糖血症、枫糖尿症等；②内分泌异常，如先天性甲状腺功能低下、地方性克汀病等；③先天性颅脑畸形，如颅缝早闭、先天性脑积水等；④中枢神经感染，如病毒性脑炎；⑤癫痫；⑥化学物质中毒，如铅中毒等。虽然上述病因所致的精神发育迟滞可以进行病因治疗，但是前提条件必须是早期发现、早期诊断，即在上述病因对患儿智力尚未造成明显损害之前积极进行治疗，如此才有可能取得较好疗效。例如，对于苯丙酮尿症患儿，出生后即应给予低苯丙氨酸饮食治疗。如出生后即给予低苯丙氨酸饮食治疗，患儿智力发展将不会受到影响；如 0.5 岁内开始低苯丙氨酸饮食治疗，患儿智力发展可接近正常水平；如 0.5 岁后才开始饮食治疗，患儿智力损害的机会明显增加；1 岁后开始治疗者，智商常常低于 50。而且，智力损害一旦出现，则不可逆转。又如对于颅缝早闭的患儿，0.5 岁内手术治疗以延缓颅缝闭合者，效果较好；0.5岁内不手术者，则会出现不可逆的智力发育损害。因此，对于病因可以治疗的患儿，尽早明确病因、尽早开始治疗非常重要。只有如此，才能防止精神发育迟滞的发生，或减轻已知病因对患儿智力的损害。

目前，随着医学日新月异的发展，酶疗法、细胞移植疗法、脑移植疗法等也被用于精神发育迟滞的病因治疗之中。但这些方法是否成熟以及疗效如何，仍有待于进一步的研究。

### (二)促进和改善脑细胞功能的药物治疗

到目前为止，已有多种促进和改善脑细胞功能的药物被用于精神发育迟滞的治疗，这些药物包括吡拉西坦、脑氨肽、γ-氨酪酸、吡硫醇、乙酰谷氨酸、脑活素、赖氨酸及一些益智中药等。这些药物通过提高脑内部分酶的活性，促进脑内葡萄糖及氨基酸的代谢等而发挥作用。虽然这些药物已被证明对患儿的智力发展具有一定的促进作用，但是，不可能使患儿的智力发展有质的飞跃。因此，应使家长对该类药有一个客观的认识，并对该类药的疗效有一个合理的期待。

### (三)教育训练

对于精神发育迟滞患儿来说，教育训练是一种非常重要的治疗方法。该方法通过特殊教育、行为训练等，最大限度地发展了患儿的各种潜能，促进了患儿言语和认知等能力的发展，提高了患儿的社会适应能力，也提高了患儿及其家庭的生活质量。目前，无论在国内外，教育训练的实施都有赖于多个方面的努力，包括社会、学校和家庭。在我国，已有专门的幼儿园或培训中心可以为这些患儿提供早期训练和干预，还有专门的特殊教育学校或正常学校的辅读班可以为这些患儿提供特殊教育，以家庭、社区为重点的教育训练也日益受到社会各界的重视。这些都为精神发育迟滞患儿的康复奠定了基础。

虽然教育训练是精神发育迟滞患儿的重要治疗方法，但只有实施得当，才能够促进患儿各方面能力的发展。因此，在教育训练时要注意以下几点。

#### 1.确定合理的教育训练目标

对于不同程度的精神发育迟滞患儿，由于他们的病情严重程度不同，所具有的学习能力不同，能够学会和掌握的各种技能也不同，因此，确定适合于他们的教育训练目标非常重要。

(1)对于轻度精神发育迟滞患儿，由于他们的智力水平和社会适应能力相对较好，成年后，有可能学会简单的手工操作，独立生活，因此，教育训练的最终目标是帮助他们达到成年后能够独立生活。为达到该目标，在患儿生长发育的不同阶段,要给予他们相应阶段所需要的各种帮助。对于学龄前患儿,教育训练的重点应放在感知、运动、言语、认知和简单自助能力上,从而促进患儿上述能力的发展。对于学龄期患儿,教育训练的重点则在于通过特殊教育,使患儿尽可能学会一定的阅读、书写及计算技能,并学会运用语言和理解能力学习其他知识,以应付生活所需。同时,还要加强生活自理、日常家务、乘车、购物、社会规则等方面的训练。对于青少年期的患儿,则应重点进行职业技能训练,从而使患儿学会一定的非技术性或半技术性职业技能,以达到独立生活、自食其力的目的。

(2)对于中度精神发育迟滞患儿,由于他们的言语、认知能力发展较差,虽经反复教育训练,也很难达到小学一、二年级的学业水平,因此,教育训练的最终目标是帮助他们学会生活自理及在他人监护指导下进行简单的劳动。为此,在患儿生长发育的不同阶段,也要给予他们所需要的各种帮助。对于学龄前患儿,教育训练的重点也应放在感知、运动、言语、简单认知和简单自助能力上,从而促进患儿上述能力的发展。对于学龄期后的患儿,除了通过特殊教育,促进患儿言语、认知等能力的发展外,教育训练的重点应放在生活自理、简单家务的训练上。通过这些训练,使患儿成年时生活能够自理或部分自理,并能够承担起部分简单家务,尚能在他人指导照顾下进行简单的劳动。

(3)对于重度、极重度精神发育迟滞患儿,因他们的各种能力非常差,难以接受教育训练,因此,主要以照管和养护为主。但是,与此同时,仍要对患儿进行以简单自助能力为目标的训练,以期经过长期的训练,使患儿学会自行进食、穿衣和简单生活习惯。同时,由于这些患儿言语能力非常差,因此要帮助他们学会用适当的方式进行表达。

以上只是不同程度精神发育迟滞患儿的总体教育训练目标。事实上,在对患儿进行具体的教育训练时,要运用一定方法,如早期教育训练纲领的评定,确定出适合患儿当时的长期和短期目标。同时,还应制定具体的训练计划、训练方法、记录方式等,这样才能使训练有效地进行。

2.选择正确的方法进行教育训练

在确定教育训练目标后,选择正确的方法进行教育训练非常重要。只有通过正确的教育训练,才有可能使目标变为现实。在精神发育迟滞患儿的教育训练方法中,涉及许多特殊教育的内容,同时也常常会用到多种行为治疗方法,如正性强化法、链锁法、塑形法等。因此,教育训练者必须对特殊教育有一定了解,对各种行为治疗方法有一定掌握,这样才能够做到合理选择和正确使用,从而使对患儿的教育训练有所收效。

#### (四)心理治疗

已有研究报道,只要精神发育迟滞患儿具有基本的言语或非言语交流能力,就能够从各种不同形式的心理治疗中获益。这些治疗形式包括支持治疗、认知治疗、精神分析治疗、小组治疗、家庭治疗等。心理治疗的目的与普通人群中心理治疗的目的相似,即并不在于促进患儿的智力发展,而在于解决内心冲突、增进自信、增强患儿能力、促进患儿独立。心理治疗的原则与同等发育水平的智力正常儿童相同。但在充分考虑患儿的发育水平之时,还要有更多的支持性气氛,每次治疗的时间应短些,治疗的次数可能要多些。

对于轻度精神发育迟滞的儿童或成人,心理治疗具有更为重要的意义。虽然轻度精神发育迟滞儿童或成人智力损害相对较轻,并具有相对好的社会适应能力,但实际上,他们常常暴露于各种不良的社会心理因素之中。被歧视、被拒绝、经常的失败、对他人的依赖等会使他们更易于出现内心冲突,并产生低人一等、矛盾、焦虑或愤怒的情感。既往在这一人群中,很少运用心理治疗。但事实上,这一人群非常适合心理治疗,因为他们有建立良好人际关系的动机,有增强自己能力的强烈愿望,并渴望独立。因此,重视这一人群并针对他们的需要及时地予以支持治疗、认知治疗、小组治疗或家庭治疗非常重要。对于中度精神发育迟滞的儿童或成人,心理治疗对他们同样也有必要,并且也有一定帮助。在国外,尚有学者运用精神分析方法治疗精神发育迟滞的儿童或成人,结果表明,该种治疗方法能够促进他们的情感表达,增强他们的自信,促进他们的独立,扩大他们的交往。

#### (五)行为治疗

对于精神发育迟滞患儿来说,行为治疗也是一种非常重要的治疗方法。该方法不仅被广泛地运用于精神发育迟滞患儿的教育训练,同时也被用于帮助患儿建立新的适应性行为和减少患儿存在的不适应行为。当帮助患儿建立新的适应性行为时,可用正性强化法、差别强化法等。当消除患儿存在的自伤、攻击、不服从、刻板、多动等不适应行为时,可采用消退法、隔离法、反应代价法、过度矫正法等。

#### (六)共病精神障碍的治疗

如上所述,精神发育迟滞患儿可以合并存在各种精神障碍,而且精神障碍在精神发育迟滞中的发生率明显高于普通人群,因此,针对合并存在的精神障碍进行治疗非常重要。如此,不仅可以改善患儿及其家庭的生活质量,也为教育训练创造了更好的条件。

1.注意缺陷多动障碍

有研究报道,在精神发育迟滞患儿中,40%存在过度活动、冲动和注意力不集中,其中10%~20%符合注意缺陷多动障碍的诊断标准。还有研究发现伴有注意缺陷多动障碍的精神发育迟滞患儿比不伴注意缺陷多动障碍的精神发育迟滞患儿有明显多的情绪和行为问题,这些情绪和行为问题包括抑郁、焦虑、家庭冲突、不服从、不充分的社交技能、学校问题等。因此,积极治疗精神发育迟滞患儿伴有的注意缺陷多动障碍非常重要。目前,对于精神发育迟滞患儿伴发的注意缺陷与多动障碍,其治疗方法与正常智力的注意缺陷多动障碍患儿相同。但是,因精神发育迟滞患儿伴有癫痫或脑电图异常者较多,因此在选择中枢兴奋剂时应予以注意。

目前,一系列药物研究已表明哌甲酯在治疗精神发育迟滞患儿伴发的注意缺陷多动障碍时,疗效与正常智力的注意缺陷多动障碍儿童相似,有效率为60%~75%。患儿的过度活动、冲动、注意力不仅得到改善,还提高了认知测验的准确性,反应速度也加快。但是,也有研究报道了相反的结果,即该药治疗精神发育迟滞患儿伴发的注意缺陷多动障碍,疗效差于智力正常的注意缺陷多动障碍儿童,而且智商越低,疗效可能越差。还有学者用双盲、安慰剂对照、交叉设计研究比较了该药治疗学龄前和学龄期精神发育迟滞患儿伴发的注意缺陷多动障碍的疗效,发现两者无明显差异。有关该药在精神发育迟滞患儿这一人群中的不良反应,目前研究报道与正常智力儿童者相似,但易激惹、运动抽动、社交退缩、刻板运动增加等的发生率高于正常智力儿童。在学龄前精神发育迟滞患儿中,社交退缩、尖叫、易激惹则更为常见,在高剂量时[0.6 mg/(kg·d)]尤其如此,因此,如果使用该药,在治疗过程中应注意监测药物不良反应。

托莫西汀是一种非兴奋剂类治疗注意缺陷多动障碍的药物,该类药物也可用于精神发育迟滞患儿伴有的注意缺陷多动障碍的治疗。2010年,Fernandez-Jaen A等研究报道,以1.2 mg/(kg·d)的托莫西汀治疗伴有注意缺陷多动障碍的精神发育迟滞患儿,患儿的多动、注意障碍症状均得以改善,31%的患儿出现不良反应,但这些不良反应多是轻微的,最常见的不良反应为易激惹。

2.情感障碍

有研究报道,在精神发育迟滞这一人群中,有2%~10%伴有情感障碍,其中约50%为心境恶劣,甚至在一向被认为高兴和愉快的Down综合征患者中也有重性抑郁障碍的报道。但是,由于精神发育迟滞患者言语表达的障碍和情感障碍的不典型,情感障碍在这一人群中常常被漏诊或误诊。如何在精神发育迟滞,尤其是中、重度精神发育迟滞患者中诊断情感障碍,仍然是一个有待研究和探讨的问题。目前,在精神发育迟滞患者中,情感障碍的诊断主要是依据照护者可靠而详细的病史报告,因此,如果能够更加重视躁狂或抑郁发作诊断条目中能够被他人客观观察的项目,如活动的增多、睡眠的减少、兴趣的丧失、运动性迟滞等,情感障碍的诊断可能会相对容易一些。还有研究报道,在伴有情感障碍的精神发育迟滞患儿中,一些行为的变化更为突出,如自杀想法和姿态、哭泣、易激惹、睡眠障碍、激越、情绪不稳定、社交退缩、攻击行为等。因此,如果精神发育迟滞患儿出现这些行为,应特别考虑到情感障碍的可能。目前,对于精神发育迟滞患儿伴发的心境障碍,其治疗方法与正常智力者相同,即可根据患儿的具体情况选用各种抗抑郁剂(尤其是选择性 5-羟色胺再摄取抑制剂)、抗躁狂药、情绪稳定剂等。只是某些药物在儿童中的使用经验尚不足,因此,在选药时应予以考虑和注意。同时,应注意观察和监测药物的不良反应。

3.儿童情绪障碍

儿童情绪障碍是正常智力儿童中较为常见的一类障碍,但在精神发育迟滞患儿中的发生情况目前较少有报道。对于轻度精神发育迟滞患儿,因患儿的认知损害较轻,故情绪障碍的临床表现与正常智力儿童者相似。有研究报道,在轻度精神发育迟滞青少年伴发的广泛焦虑障碍中,除多虑、躯体主诉、睡眠障碍外,其他临床表现与智力正常者相似。对于中、重度精神发育迟滞患儿,因患儿言语认知功能受损严重,患儿常常无法表达自己的情感,同时,因焦虑等症状的不典型,如部分患儿的自伤和攻击行为实际是焦虑的一种表现,因此,使情绪障碍的诊断非常困难。目前,对于精神发育迟滞患儿伴发的情绪障碍,其治疗方法与正常智力者相同,即在进行心理行为治疗的同时,辅助抗焦虑或抗抑郁药物治疗。只是由于在精神发育迟滞患儿中,苯二氮䓬类的行为方面的不良反应更易出现,有报道在 446 名服用苯二氮䓬类的精神发育迟滞患儿中,13.0%出现行为方面的不良反应,而且这些不良反应易于与行为和精神方面的症状相混淆,因此应特别予以注意。同时,因精神发育迟滞患儿服用三环类抗抑郁药后更易出现抽搐,因此也应特别小心,并尽可能选择 5-羟色胺再摄取抑制剂。

4.精神分裂症

在精神发育迟滞患者中,精神分裂症的患病率较普通人群高 2~3 倍。在这一人群中,精神分裂症患儿的起病年龄较早,临床表现或报道以情感、行为方面的障碍为主,或与正常智力的患儿相仿,存在幻觉和妄想,这可能与患儿认知损害程度不同、症状表现因此有所不同有关。对于轻度精神发育迟滞患儿,因患儿智能受损较轻,症状更接近于智力正常儿童,诊断方面困难也较小。对于中、重度精神发育迟滞患儿,因患儿的言语、认知功能严重受损,症状常常不典型,情绪、行为方面的变化是患儿的主要表现,诊断方面也常常存在一定困难。虽然精神发育迟滞患儿伴发的精神分裂症在诊断方面存在一定困难,但在治疗方面,与正常儿童相同,即采用各种抗精神病药予以治疗。目前有报道,抗精神病药治疗精神发育迟滞患儿伴发的精神分裂症的疗效与智力正常的精神分裂症患儿的疗效无明显差异。只是由于患儿认知功能已受到损害,同时在精神发育迟滞这一人群中,抗精神病药引起迟发性运动障碍和恶性综合征的风险均高于普通人群,因此在选择用药时应予以特别注意,尽可能选择适合于患儿的、不良反应较小的抗精神病药。近十余年来,多种新型抗精神病药相继问世。由于该类药疗效较好,不良反应较小,对认知功能也无损害,因此,已被广泛应用于精神发育迟滞患儿伴发的精神分裂症的治疗。

5.自伤行为

在精神发育迟滞这一人群中,自伤行为也是一个较为常见的临床现象。据国外估计,在收容所中的精神发育迟滞患者中,有 8%～23% 存在自伤行为。典型的自伤行为是一种慢性的、经常重复出现的、有节律的、引起躯体损害的行为,常见的包括咬自己、打自己、撞头等,在极重度精神发育迟滞儿童或成人中最为常见。精神发育迟滞儿童或成人之所以出现自伤行为,可能与要求得不到满足、寻求注意、自我刺激、焦虑抑郁、存在某种躯体疾病等有关。有报道,伴有抑郁的精神发育迟滞患者出现自伤行为;还有报道,在出现自伤行为的精神发育迟滞患者中,有 28% 存在引起疼痛或不适的躯体疾病,随着躯体疾病的好转,自伤行为减轻。关于自伤行为的产生机制,目前研究尚不清楚,有报道可能与多巴胺 $D_1$ 受体的超敏现象有关。因自伤行为在精神发育迟滞患儿中较为常见,且该行为会对患儿的躯体造成一定伤害,因此积极地进行治疗非常重要。目前,可用行为治疗、药物治疗治疗精神发育迟滞患儿的自伤行为。可用以下药物进行治疗:①抗精神病药。抗精神病药是治疗精神发育迟滞患儿自伤行为的传统用药,氯丙嗪、氟哌啶醇、氯氮平等均被用于该类行为的治疗,并被证明有较好疗效。但是,考虑到传统抗精神病药的不良反应,目前传统抗精神病药的使用已明显减少,而新型抗精神病药已引起关注,并较常使用。目前已有研究报道利培酮、奥氮平等可有效治疗精神发育迟滞患儿的自伤行为,不良反应也较小。②抗抑郁药。抗抑郁药也是治疗精神发育迟滞患儿自伤行为的常用药物。曾有双盲、安慰剂对照研究表明氯米帕明治疗重度和极重度精神发育迟滞患者的自伤行为具有一定疗效。因考虑到三环类抗抑郁药的不良反应,选择性5-羟色胺再摄取抑制剂已被逐渐用于精神发育迟滞患儿自伤行为的治疗。目前,关于氟西汀的研究报道较多,该药能有效治疗精神发育迟滞患儿的自伤行为。还有研究报道舍曲林也可减少精神发育迟滞患者的自伤行为。但是,由于这些研究也多为开放性研究,因此也有待于进一步研究探讨。③纳曲酮。由于疼痛引起内源性阿片样物质释放,而该类物质水平的增高除了抑制疼痛外,还可兴奋大脑的愉悦中枢,因此,运用阿片类拮抗剂阻止内源性阿片样物质对大脑愉悦中枢的兴奋,则有可能减少精神发育迟滞患儿的非社会性强化的自伤行为。目前已有研究报道纳曲酮能有效减少精神发育迟滞患儿的自伤行为,但也有少数研究结果与此相反,该药不仅无效,甚至还可加重患儿的自伤行为。之所以如此,可能与自伤行为的产生原因及发生机制复杂有关。

虽然上述药物均可用于精神发育迟滞患儿的自伤行为的治疗,但是,因抗精神病药的不良反应较其他两类药大,因此,有学者建议先用后两类药物进行治疗,无效时,再选用抗精神病药。

6.攻击行为

攻击行为也是精神发育迟滞一个较为常见的临床现象,而且智力低下程度越严重,攻击行为也越多。精神发育迟滞儿童或成人之所以出现攻击行为,可能与要求得不到满足、寻求注意、伴有精神病性障碍、焦虑抑郁等有关。因此,在治疗精神发育迟滞患儿的攻击行为时,要充分考虑到诸多可能引起这些行为的因素。目前,可运用药物治疗和行为治疗治疗精神发育迟滞患儿的攻击行为。可用以下药物进行治疗:①抗精神病药。抗精神病药是治疗精神发育迟滞患儿攻击行为的传统用药,氯丙嗪、氟哌啶醇等均被用于该类行为的治疗,并被证明有较好疗效。但是,考虑到传统抗精神病药的不良反应,新型抗精神病药已逐渐替代传统抗精神病药,用于该类行为的治疗。目前,在各种新型抗精神病药中,有关利培酮治疗该类行为的研究报道较多。这些研究表明,利培酮不仅可以有效减少精神发育迟滞儿童或成人的攻击行为,不良反应也较小,主要为体重增加和镇静。也有研究对奥氮平治疗精神发育迟滞患者的攻击行为的疗效进行探讨,结果显示,奥氮平可有效减少精神发育迟滞患者的攻击行为。②抗抑郁药。抗抑郁药也是治疗精神发育迟滞患儿攻击行为的一类药物。目前,已有研究报道氟西汀、舍曲林均可减少精神发育迟滞患儿的攻击行为。但是,这些研究多为开放性研究,因此也应进一步研究探讨。③丙戊酸盐。丙戊酸盐治疗攻击和暴力行为的最早文献发表于 1988 年。之后,又有研究报道丙戊酸盐治疗痴呆、脑器质性综合征、精神发育迟滞患者伴有的攻击和暴力行为有效,总有效率为77.1%。但是,由于这些研究多为回顾性和开放性研究,因此,虽然丙戊酸盐治疗攻击行为很有前景,也应进一步研究探讨。④β受体阻滞剂。目前已有研究支持β受体阻滞剂可用于 3 个领域的治疗:有明显躯体症状的焦虑障碍、冲动攻击行为、药物引起的静坐不能。在各种β受体阻滞剂中,普萘洛尔和美托洛尔治疗攻击行为可能效果更好,可减少痴呆、精神分裂症、精神发育迟滞、脑器质性综合征患者的暴力攻击行为。但在此方面,还缺乏系统的研究报道。除了静坐不能外,在运用β受体阻滞剂治疗其他两种障碍时,均需与其他药物合并治疗。因此,在治疗精神发育迟滞患儿的攻击行为时,如原有药物疗效不理想,可在原有药物的基础上,合用β受体阻滞剂进行治疗。虽然总体讲,精神发育迟滞这一人群对β受体阻滞剂耐受良好,但在精神发育迟滞患儿中,尚缺乏该类药有效性和安全性的报道。该类药的主要不良反应是低血压和心动过缓,因此,应特别予以注意。⑤锂盐。该药能有效治疗双相障碍患儿的易激惹和发脾气,对精神发育迟滞患儿和品行障碍患儿的攻击行为也有治疗作用。该药应用于 12 岁以上儿童,应注意血锂浓度的监测。

**(七)合并的躯体疾病的治疗**

如前所述,由于各种遗传因素及其他不利因素的影响,精神发育迟滞患儿常常合并多种躯体疾病或功能障碍。这些躯体疾病或功能障碍,不仅严重影响患儿的生活质量,不利于患儿的教育训练,是部分患儿产生精神症状的原因,而且是导致部分患儿较早夭折的重要因素。因此,积极治疗各种躯体疾病和功能障碍非常重要。为此,对于伴有躯体疾病或功能障碍的患儿,应带患儿去综合医院及康复机构就诊,通过相应的检查和评定,选用适当的方法治疗伴随的躯体疾病,并加强康复训练,从而改善患儿的躯体状态,促进患儿感觉及运动功能的恢复,促进患儿的躯体健康,改善患儿的生活质量。

最后,值得一提的是,因精神发育迟滞患儿常常同时存在多种较为复杂的临床情况,如同时存在癫痫、心脏病、多动或其他躯体异常,因此,在同一时间段可能需要多种药物同时进行治疗。在运用药物对患儿进行治疗时,要充分兼顾患儿的躯体、精神等多个方面,选择适合患儿的、不良反应较小的药物,同时,还要特别注意药物间的相互作用和药物的不良反应。在药物不良反应方面,因精神发育迟滞患儿常常不能够反映出自己躯体的不适,因此家长和医师应该特别予以注意。可列出评定治疗有效性的靶症状表,列出可能出现的不良反应表,教会家长如何观察孩子的表现,如何鉴别药物不良反应和症状的复现,从而在取得疗效的同时,尽可能减少药物的不良反应。

### (八)对家长的支持和指导

因精神发育迟滞是一组致残率很高的综合征,不仅严重影响了患儿的生活质量,也给家庭带来了沉重的负担,因此,及时地给予家长各方面的帮助非常重要。可采取以下措施:①给予家长心理支持和指导。通过该方面工作使家长能够面对现实,接受现实,稳定情绪,并以积极的心态帮助患儿;②介绍疾病知识。使家长对患儿的疾病有一定了解,对患儿所需要的医疗服务、教育训练有较为充分的认识,对患儿的预后有一个相对现实的期待;③指导教育训练及行为治疗。帮助家长学会一定的教育训练及行为治疗方法,使家长能够与医师、教师配合,在家庭中对患儿进行教育训练和行为方面的矫正。

### 六、预防原则

因精神发育迟滞是一种较常见、致残性的疾病,因此,积极采取三级预防措施对防治该病具有非常重要的意义。具体防治措施包括以下几个层次。

### (一)一级预防

该级预防目的是通过各种方法和策略,尽量防止和减少精神发育迟滞在儿童中的发生。

具体方法和措施:加强健康教育,开展遗传咨询,禁止近亲结婚,适龄生育;加强母孕期保健,避免各种母孕期不利因素,避免各种妊娠并发症,做好产前检查,避免病理分娩;疫苗接种;改善营养状态,食用加碘盐等。

### (二)二级预防

该级预防目的是三早,即"早发现、早诊断、早治疗",这是发病期所进行的防止或减缓疾病发展的主要措施。为达到该级预防目的,需加强以下工作。

对新生儿进行遗传病、代谢病等筛查,以便早期发现、早期诊断、早期治疗该类疾病;对高危儿进行监测随访和干预;对婴幼儿定期进行智力发育的随访,以便及时发现智力发育的问题,及时干预。

### (三)三级预防

该级预防目的是针对已患精神发育迟滞的患儿,运用各种方法和措施,最大限度地促进患儿各方面能力的发展,改善患儿的社会适应,并治疗各种共患病,改善患儿的生活质量。

为达到上述目的,以下工作非常重要:教育训练、职业训练、病因治疗、共患病和躯体疾病的治疗、家庭支持等。

# 第二节 孤独症谱系障碍

## 一、概述

孤独症谱系障碍(autism spectrum disorder,ASD),是根据典型孤独症的核心症状进行扩展定义的广泛意义上的孤独症,既包括了典型孤独症,也包括了不典型孤独症,又包括了阿斯伯格综合征、孤独症边缘、孤独症疑似等症状。儿童孤独症是一种起病于婴幼儿时期,以社会交往障碍、交流障碍、兴趣与行为局限、刻板与重复为主要临床特征的疾病。该障碍归属于心理发育障碍中的广泛性发育障碍,是广泛性发育障碍中最为常见的一个亚型。多数患儿伴有不同程度的精神发育迟滞。

## 二、临床表现

该障碍起病于36个月以内,其中约2/3的患儿出生后逐渐起病,约1/3的患儿经历了1~2年正常发育后退行性起病。该障碍症状繁多而复杂,主要表现为三大类核心症状,即社会交往障碍、交流障碍、兴趣狭窄和刻板重复的行为方式。

### (一)社会交往障碍

患儿在社会交往方面存在质的缺陷,这种质的缺陷表现在缺乏社会交往的兴趣,缺乏社会交往的技巧和方法,缺乏根据社交情景和各种线索调整自己行为的能力。这种质的缺陷在儿童生长发育的不同阶段,表现各有特点:①在婴儿期,患儿回避目光接触,对人的声音缺乏兴趣和反应,没有期待被抱起的姿势,或抱起时身体僵硬、不愿与人贴近。②在幼儿期,患儿仍回避目光接触,跟他说话似未听见、常无反应,对主要抚养者不产生依恋,对与同龄儿童交往或共同玩耍缺乏兴趣,不会以适当的方式与同龄儿童交往,不能与同龄儿童建立伙伴关系,不会与他人分享快乐,遇到不愉快或受到伤害时不会向他人寻求安慰,对他人的身体不适或不愉快也不会表示关心和安慰。③学龄期后,随着年龄的增长及病情的改善,患儿目光对视增多,对父母、同胞可能变得友好而有感情,但仍明显缺乏主动与人交往的兴趣和行为。虽然部分患儿愿意与人交往,但交往方式仍存在很多问题,他们常常靠其感兴趣的单调而刻板的语言与他人交往,对社交常情缺乏理解,对他人情绪缺乏反应,不能根据社交场合调整自己的行为,因而难以被他人接受,也难以建立友谊。④成年后,患者仍缺乏社会交往的兴趣和社会交往的技能,虽然部分患者对异性产生兴趣,但不能建立恋爱关系和结婚。

**(二)交流障碍**

**1.非言语交流障碍**

患儿虽然更倾向于用动作、姿势进行交流,但除了常常拉着大人手走向他想要的物品外,其他用于表达的动作、姿势却很少,而且常常不会用点头、摇头表达自己的意思,表情也常显得漠然。

**2.言语交流障碍**

在言语交流方面存在明显的缺陷,具体表现:①语言理解力不同程度受损;②言语发育迟缓或不发育,也有部分患儿2~3岁前曾有表达性言语,但以后逐渐减少,甚至完全消失;③言语形式及内容异常:常常存在模仿言语、刻板重复言语,言语内容常常与他人问话或周围情景无关,语法结构、人称代词常用错,语调、语速、节律、重音等也存在异常;④言语运用能力受损:不会用已经学会的言语表达自己的愿望,部分患儿虽然会背儿歌、背广告词、手机牌子,却很少用言语进行交流。一些患儿虽然言语发育相对较好,能表达简单的愿望和要求,但也常常不会提出话题、维持话题或仅靠刻板重复的短语进行交谈,纠缠于同一话题。

**(三)兴趣狭窄及刻板重复的行为方式**

患儿兴趣范围狭窄,甚至怪癖,他们常常对玩具、动画片等正常儿童感兴趣的内容不感兴趣,却迷恋于看广告、看天气预报、自己旋转及看转动的物品、反复排列物品等。对一些非生命物体(如纸盒、小瓶)可能产生强烈依恋,如果被拿走,则会哭闹不安。患儿行为方式也常常很刻板,他们会用同一种方式做事或玩玩具,会要求物品放在固定位置、不能变动,出门非要走同一条路线,长时间只穿同一套衣服或只吃少数几种食品。如果环境或日常生活常规发生变化,患儿即会哭闹或烦躁不安。还常常会出现各种刻板重复的动作和怪异的行为,如用手指重复敲打物品、重复蹦跳、将手放在眼前凝视、扑动、自身旋转,或用脚尖走路等。对于物体的一些非主要特性,患儿可能非常感兴趣,因此会去闻不该闻的东西或反复摸光滑的表面等。

## （四）其他症状

患儿常常自娱自乐，情感反应与周围环境不协调。部分患儿情绪很不稳定，常常烦躁哭闹。还有部分患儿出现失眠、多动、自伤、攻击等行为。痛觉可能迟钝，而对某些声音却过度敏感。约 3/4 患儿存在精神发育迟滞，但患儿能力发展可能不平衡，音乐、机械记忆、计算能力相对较好，甚至可能好于正常儿童。

## 三、诊断

### （一）重视早期线索和征象

早期发现、早期诊断儿童孤独症是早期干预治疗的关键，因此，应重视儿童孤独症的早期线索和征象，及时发现和察觉早期可疑症状，对早期诊断和早期干预儿童孤独症具有重要意义。

当孩子出现以下表现时，应及时带孩子于专业机构就诊：①4 个月时不会看着别人的脸微笑。②6 个月时没有明显的快乐情绪。③12 个月时听力没有问题，但喊其名字不理睬。④16 个月不会说任何一个单词。⑤18 个月时不会用示指指点东西。⑥18 个月时目光不会跟随别人的指点看东西。⑦18 个月时不会玩假扮游戏。

对于经历了 1～2 年正常发育或基本正常发育阶段的儿童，当出现语言减少和倒退、对周围环境反应逐渐减少、行为刻板怪异时，应考虑到儿童孤独症的可能，并及时带患儿去专业机构就诊。

### （二）早期筛查

在欧美国家，可用于早期筛查的量表较多，但在我国，用于早期筛查的量表较少。主要的筛查量表如下。

1.婴幼儿孤独症量表

该量表由 Baron-Cohen S 等于 1992 年编制，包括 9 个询问父母、由父母回答的项目和 5 个专业人员观察评定的项目，灵敏度为 0.18～0.85，特异度为 0.98～1.0，用于 18 个月幼儿的孤独症的筛查。该量表在我国有所使用，但尚未见引进该量表的研究报道。

2.改良婴幼儿孤独症量表

该量表为婴幼儿孤独症量表父母报告部分的扩充版，由 Robins D.L.等于 2001 年完成，共包括 30 个项目，由父母根据儿童的情况予以填写。该量表灵敏度为 0.95～0.97，特异度为 0.95～0.99。可用于 18～24 个月儿童的孤独症的筛查，是儿童孤独症早期筛查的较好工具。该量表已由龚郁杏、刘靖等于 2011 年引进我国,具有较好的信度、效度及灵敏度。

3.婴幼儿孤独症量表-23

香港的 Virginia Wong 等将婴幼儿孤独症量表和改良婴幼儿孤独症量表翻译成中文,经过重新修订,设计了一个新的评定表,即婴幼儿孤独症量表-23。包括改良婴幼儿孤独症量表的 23 个条目(A 部分)和原始婴幼儿孤独症量表的直接观察项目(B 部分)。A 部分灵敏度为 0.989,特异度为 0.651;B 部分灵敏度和特异度分别为 0.736 和 0.912。阳性预测值为 0.853。该量表用于 18~24 个月儿童的孤独症的筛查。该量表已由邬方彦、徐秀等引进,研究结果显示其灵敏度和特异度均较高,适合推广使用。

4.儿童孤独症行为量表

该量表由 Krug DA 等于 1978 年编制,包括 5 个能区,共 57 个项目,每个项目 4 级评分。筛查的界限分为 53 分,诊断界限分为 67 分,适用于 18 个月~35 岁的人群。学者研究证明,该量表的评定者信度为 0.94,重测信度为 0.95。当筛查界限分定为 53 分、诊断分定为 67 分时其阳性符合率为 85%。有学者提出应适当降低界限分,以增加灵敏度,减少假阴性。该量表已由杨晓玲等引进我国,具有较好的信度和效度,筛查界限分为 31 分,诊断界限分为 62 分。

5.克氏孤独症行为量表

该量表由 Clancy H 于 1969 年编制,共 14 个项目,每个项目采用 2 级或 3 级评分。2 级评分总分≥7 分或 3 级评分总分≥14 分,提示存在孤独症的可能。该量表用于 2 岁以上儿童的孤独症的筛查。既往使用经验显示,该量表灵敏度不够理想,适当降低界限分将提高灵敏度,更有助于儿童孤独症的筛查。但也有研究报道该量表灵敏度高,特异度相对低。

6.儿童孤独症筛查量表

该量表由刘靖、王玉凤等于 2002 年基于目前精神医学界对儿童孤独症临床表现和诊断的认识及孤独症诊断访谈量表的研究结果而编制,共包括 17 个项目,每个项目 4~6 级评分,筛查界限分为 21 分,诊断界限分为 24 分,具有良好的信效度、灵敏度和特异度,可用于 2 岁以上儿童的孤独症的筛查,也可用于疗效的评定。

7.社会交往问卷

该量表基于孤独症诊断访谈量表修订版而编制,适用于 4 岁以上儿童的孤独症的筛查。量表共包含 40 个项目,分为 3 个功能范围:社会交往中的互动、语言和与他人的沟通交流、重复刻板行为。另外,还有 3 个问题是关于短语应用、自伤行为、对他人声音的反应。每个项目为 0 或 1、2 级评分。研究显示该量表灵敏度为 0.85~0.96,特异度为 0.67~0.80,界限分为 15 分。我国尚未引进该问卷。

在使用筛查量表时,应注意任何筛查量表都存在假阴性和假阳性的问题,因此,应客观分析和看待筛查结果。对于筛查阳性的儿童,应及时转入专业机构,并进行系统检查,以明确是否存在孤独症问题;对于筛查阴性的儿童,如疑有孤独症症状,也应及时于专业机构就诊,以免延误诊断和治疗。

(三)诊断标准

中国精神疾病分类方案与诊断标准第 3 版(2001)关于儿童孤独症的诊断标准如下。

1.症状标准

在下列 3 项中,至少有 7 条,且第 1 项至少有 2 条,第 2、3 项至少有 1 条。

(1)人际交往存在质的损害,至少 2 条:①对集体游戏缺乏兴趣,孤独,不能对集体的欢乐产生共鸣。②缺乏与他人进行交往的技巧,不能以适合其指令的方式与同龄人建立伙伴关系,如仅以拉人、推人、搂抱作为与同伴的交往方式。③自娱自乐,与周围环境缺少交往,缺乏相应的观察和应有的情感反应(包括对父母的存在与否也无相应反应)。④不会恰当地运用眼对眼的注视以及用面部表情、手势、姿势与他人交流。⑤不会做扮演性游戏和模仿社会的游戏。⑥当身体不适或不愉快时,不会寻求同情和安慰;对别人的身体不适或不愉快也不会表示关心和安慰。

(2)言语交流存在质的损害,主要为语言运用功能的损害:①口语发育延迟或不会使用语言表达,也不会用手势、模仿等与他人沟通。②语言理解能力明显受损,常听不懂指令,不会表达自己的需要和痛苦,很少提问,对别人的话也缺乏反应。③学习语言有困难,但常有无意义的模仿言语、反响式言语,应用代词混乱。④经常重复使用与环境无关的言词或不时发出怪声。⑤有言语能力的患儿,不能主动与人交谈、维持交谈及简单应对。⑥言语的声调、重音、速度、节奏等方面异常,言语刻板。

(3)兴趣狭窄和活动刻板、重复,坚持环境和生活方式不变:①兴趣局限,常专注于某种或多种模式,如旋转的电扇、广告词等。②活动过度,来回踱步、奔跑、转圈等。③拒绝改变刻板重复的动作或姿势,否则会出现明显的烦躁和不安。④过分依恋某些气味、物品或玩具的一部分,并从中得到满足。⑤强迫性地固着于特殊而无用的常规或仪式性动作或活动。

2.严重标准

社会交往功能受损。

3.病程标准

通常起病于3岁以内。

4.排除标准

排除 Rett 综合征、童年瓦解性精神障碍、Asperger 综合征、特定感受性语言障碍、儿童精神分裂症。

## 四、治疗

### (一)个别化教育方案的制订

个别化教育计划是对孤独症患儿进行个别化教育训练的基础,这个计划或方案贯穿于整个教学、训练、管理活动之中,因此,制定好方案非常重要。其主要包括以下具体内容。

(1)一般资料:患儿的一般情况,包括年龄、性别、症状特点。

(2)现有水平的评定:现有水平的评定是非常重要的部分,是确定患儿教育训练目标的基础。只有充分了解了患儿各方面的现有水平,如运动能力、沟通能力、认知能力等的现有水平,才能够确定适合于患儿的、通过教育训练能够达到的目标行为。目前,在我国,可用心理教育量表、早期教育训练纲领等对患儿的现有水平进行评定。心理教育量表是美国 E.Schopler 和 R.T.Raichler 于 1979 年编制的,专门用于孤独症及其相关发育障碍儿童心理发育评定的量表,该量表在美国孤独症儿童的教育训练中已被广泛使用,并于 1995 年引进我国并完成了修订,共包括 7 个能区:模仿、感知觉、精细动作、粗大运动、手眼协调、认知、语言。通过对患儿的评定,可客观地反映患儿各个能区的发展水平。

(3)长期目标:在现有水平评定的基础上确定的、符合发展规律和顺序的、希望患儿几个月或 6 个月达到的各个领域的行为目标。目标不可太难,也不能太易,应经过训练患儿有潜力能够实现。

(4)短期目标:因为儿童各个领域能力的发展存在一定规律和顺序,如先会走,才会跑,然后才会跳。因此,每一个长期目标都是以一系列行为或能力为基础来制订。为使患儿掌握长期目标,必须先使患儿逐步掌握作为长期目标基础的这一系列行为或能力,这一系列行为或能力也就是为实现长期目标所需确立的短期目标。短期目标可以以 1 周、2 周、1 个月为 1 周期。同样,不可太难,否则患儿难以掌握;也不可太易,否则患儿难以进步。在此需要强调,无论长期或短期目标,都要在对患儿进行现有水平评定的基础上予以制订,这样才能使对儿童的教育训练处在一个适当的水平:既不太难,也不太容易。这样不仅提高成功的可能性,也使挫折保持在最低水平,也才有可能把教育训练活动发展成令人愉快的教与学关系,而这种关系对以后长期的教育训练非常重要。

(5)特殊服务或训练:身体运动与协调训练、感觉统合训练等。

(6)教育安置:可根据患儿的智力水平、病情严重程度等具体情况,将患儿安排在普通班、特殊班或训练班。

(7)个别化教育训练计划或方案的负责人、起止日期等。

(8)教育训练结果的评定与记录。

**(二)以个别化教育方案为指导对患儿进行教育训练**

在对孤独症患儿进行教育训练时,要遵从以下步骤。

**1.设计达到短期目标所需要进行的教育训练活动的具体内容**

孤独症患儿的教育训练主要涉及以下6个领域:感知和注意、运动、沟通、交往、认知、社会适应能力。这6个领域各不相同,但又相互联系,其中感知注意、运动是其他各个领域能力发展的基础。在对孤独症患儿进行教育训练前,应精心设计各个领域的教育训练活动的具体内容。这些内容不仅应围绕教育训练的目标,而且应该顾及患儿各个能区的发展水平,因为一个活动常常会涉及多个能区的能力。例如,一个患儿有5岁儿童的精细运动水平、2岁儿童的感知觉能力,则在设计手眼协调训练内容时,应选择那些需要低感知觉能力的任务。此外,所设计的教育训练内容应该方便易行、灵活多样,能激发孩子的兴趣,贴近孩子的生活,尽可能具有实用功能性,并尽可能与社会适应密切相关。

**2.确定用何种方式教育训练患儿**

对于病情较重、能力水平较差的孤独症患儿,因其很难从小组或班级的集体训练中获益,所以一对一的教育训练非常重要。对于病情较轻、能力水平相对较高的患儿,除了所需要的一对一教育训练外,某些教育训练内容可选择以小组甚至班级的模式予以进行。这种小组或班级的模式不仅节省了教师资源,也为患儿提供了更多的社会交往机会,对患儿理解和遵从课堂规则等也有很大帮助。

**3.选择适合患儿及教育训练内容的行为治疗方法**

虽然孤独症儿童的教育训练归属于特殊教育,但其中包含了很多行为治疗的原理和方法。正是借助这些原理和方法,才使孤独症儿童的教育训练顺利、成功地进行。因此,选择适合患儿及教育训练内容的行为治疗方法非常重要。

常用于孤独症儿童教育训练的行为治疗方法如下。

(1)正性强化法：该方法中所用的强化物包括自然强化物和特设强化物。自然强化物是即使不在训练情景中也会伴随某个行为而自然出现的强化物，如穿上鞋子后的外出；特设强化物是并不伴随某行为而自然出现的强化物，如穿上鞋子就给块饼干。强化物总体可分为以下几类：消费性强化物（糖果、饼干等）、活动性强化物（看电视、外出活动等）、操作性强化物（为儿童提供玩耍的玩具等）、拥有性强化物（指在一定时间内，患儿可以拥有和享受的东西，如穿上自己喜欢的衣服等）、社会性强化物（点头、微笑、拥抱、口头赞扬等）。在选择强化物时，首先应注意所选择的强化物必须是患儿所喜欢和感兴趣的。其次，应注意，对于孤独症患儿来说，所选择的强化物应该是易用的、能够立即呈现的、多次使用不至于引起饱厌现象，而且不需要花费大量时间的。当目标行为出现时，要立即给予强化，每次强化只给予少量强化物，并应同时给予社会性强化。当所期望的目标行为逐渐建立后，则应逐渐减少可见的强化物，而以社会性强化物继续维持这个目标行为。

(2)链锁法：链锁法是帮助孤独症患儿学习新技能时常用的一种方法。该方法是把目标行为分解为许多小的步骤，训练患儿学会每一个小的步骤，从而掌握整个目标行为的方法。常用于孤独症患儿的链锁法包括顺向链锁法和逆向链锁法。顺向链锁法是从整个行为的第一步开始训练。具体操作时，首先训练患儿学习第一步，并帮助患儿完成第一步以后的其他步骤。待第一步掌握较好后，再训练第二步，并把第二步与第一步连起来做，并帮助患儿完成第二步以后的其他步骤。如此继续，直至学会整个行为。逆向链锁法是从整个行为的最后一步开始训练，具体步骤与顺向链锁法相似。逆向链锁法比顺向链锁法更易使患儿产生成就感，因此更为常用。无论使用哪种方法，均应同时使用正性强化。至于目标行为分为多少个小的步骤，应根据患儿的能力水平去决定。能力水平较高的患儿，步骤可少些；能力水平较低的患儿，则应分得细致一些。

(3)塑形法：塑形法也是帮助孤独症患儿学会新技能时常用的一种方法。运用该方法时，首先是帮助患儿掌握与目标行为有关或接近的一个行为。待该行为掌握较好后，再帮助患儿掌握另一个与目标行为更近的一个行为，直到患儿逐渐学会目标行为。例如，训练患儿用细线穿带有小孔的小珠时，首先应训练患儿用粗线穿大孔大珠，待患儿掌握之后，再训练患儿用中粗线穿中等大小的珠子，最后逐渐过渡到用细线穿小珠。应用该方法时，也应同时使用正性强化。

对于孤独症患儿来说，具体选择何种行为治疗的方法进行训练，应根据所希望建立的目标行为予以决定。例如,对于语言的学习,可用塑形法;对于穿衣等生活自理能力的训练可用链锁法。无论是选用塑形法或链锁法,都应同时配合正性强化。

4.准备教育训练中所需的玩教具

玩教具的选择在孤独症儿童的教育训练中占有十分重要的位置。如果选择得当,一个玩具可以成为一个很好的教具;如果选择不当,则会对教育训练产生不良影响。具体选择玩教具时,应考虑到以下几点:①教育训练的目标和内容。玩教具必须符合教育训练的目标和内容,这样才能起到辅助教学的作用。②患儿的特点,包括患儿的性别、发展水平、兴趣爱好、文化背景等。③尽可能选择在家或学校能够比较容易得到的常见物品。因孤独症患儿很难把已经掌握的技能转移到其他环境,因此,使用的玩教具越接近他日常生活的自然情况,他们越容易把已经掌握的技能转移到其他环境。④应选用多种玩教具进行教学,而不是单调地选用1~2种。⑤玩教具应与周围环境相协调,不宜选择体积过大、声音过吵的玩教具。⑥除了购买一些适合患儿的玩教具外,可因地制宜地准备部分玩教具,如自己制作部分玩教具。

5.安排好教育训练的内容、时间、场地、数量

应根据患儿的具体情况精心安排好患儿每天的教育训练,以使每天的教育训练能够在有序的状态下有效地进行。如每天上午8~9点做运动训练,9点半~10点做语言训练等。运动训练的内容、运动量应根据患儿的训练目标、身体状况精心设计。运动训练后应安排患儿休息、自由活动,以使运动训练和语言训练间有一个过渡。

6.教育训练的具体实施

在对患儿具体实施教育训练时,除严格按照上述安排对患儿进行教育训练外,还要注意如何进行辅助和提示。无论运用何种方法对患儿进行训练,都存在辅助和提示的问题。可根据患儿的具体情况去决定如何做。一般来说,最开始都要进行全部的身体辅助,也称为完全的身体提示,即手把手地帮助患儿完成所训练的内容。在患儿略微掌握后,可进行部分的身体辅助,也称为部分身体提示,即手把手地帮助患儿完成部分所训练内容。在患儿又有一定掌握后,可改为手势提示或示范提示。最后,再改为语言提示,直到患儿能够独立完成所训练内容为止。此外,在教育训练中,还要注意促进患儿行为的泛化。因孤独症患儿在一个环境或情景下掌握的行为很难泛化到其他环境或情景中。因此,训练者应设计一定的训练内容,促进患儿行为在其他环境或情景中的泛化。促进泛化的

方法：①在不同的环境中强调共同的因素；②应用间歇强化法；③在各种不同的环境中进行训练；④对于患儿已掌握的内容，则在环境刺激方面加以改变等。

### 7. 及时记录

应设计适当的记录表对患儿的训练情况进行记录。除了记录训练的时间、内容外，还要记录患儿完成的情况，如是在身体提示下完成，还是在部分身体提示下完成；是在手势或语言提示下完成，还是独立完成。训练者从表上即可了解到患儿训练的进行情况，并为训练效果的评估奠定基础。

### 8. 评估、分析和调整

应及时评估目标行为的完成情况。如患儿经过反复教育训练，仍难以掌握目标行为，则说明在这个目标行为的教育训练中存在一定的问题。此时，应仔细地予以分析，是目标行为太难，超出了患儿的能力水平，还是教育训练方法不得当或强化物使用不当。然后根据分析结果及时地解决教育训练中存在的问题，如调整训练目标、改变教育训练方法等。这样才有可能使训练顺利地进行，并使患儿尽快地掌握目标行为。

### (三)国外较有影响的训练方法介绍

#### 1. Lovaas 训练法

该方法是由美国 Dr.Ivar Lovaas 率先创立的、运用行为治疗原理和方法对孤独症患儿进行早期强化干预的一种方法。1987 年，Lovaas 报道了运用该方法对孤独症患儿进行早期强化干预的结果，即对试验组进行为期 2 年的每周 40 小时的一对一干预，对一个对照组进行每周 10 小时或更少的行为治疗，另一个对照组未接受任何行为治疗。结果表明：试验组即每周进行 40 小时的一对一强化干预组，获得了最好的效果。在 19 名患儿中，有 9 名被校方描述与正常儿童没有差别；有 8 名有进步，但仍因言语发育的迟缓而需要上课；有 2 名仍处于严重的状态，需要专为残障和孤独症儿童设立的特殊教育课程。而 2 个对照组中只有 1 名患儿恢复较好，约 1/2 患儿有进步，约 1/2 患儿仍处于严重的状态。而且，在 5 年后的随访中，试验组中 9 名疗效好的儿童，有 8 名在智力和行为上与同龄儿童没有明显差异。这些结果为早期强化干预可能是帮助孤独症患儿的最有效方法提供了最好和最直接的证据。Lovaas 训练法不仅充分运用了多种行为治疗原理和方法，而且，在此基础之上，还设计了多种快速重复实验，规定了与孩子相互作用时的非常严格的作风，包含了一系列高度结构化的任务和具体的操作、记录程序，这些内容都为该方法的有效性和实用性奠定了基础。该方法不仅可发展患儿的各种缺陷行为，遵从指令、模仿、接受性和表达性语言、与同伴的整合与交往等,促进患儿上述能力的发展,而且也可矫正患儿的不适当行为,从而使患儿尽可能朝着正常方向发展。关于每周训练时间,Lovaas发现每周40小时左右最宜。虽然该方法也像其他行为训练方法一样,有忽视情感因素、强调外在因素和机械操作的倾向,但由于该方法的有效性,已对世界各地的孤独症儿童的教育训练产生了很大的影响。

2.应用行为分析法

应用行为分析法(applied behavior analysis,ABA)也是运用行为治疗原理和各种行为治疗方法对孤独症儿童进行早期强化干预的一种方法。事实上,Lovaas训练法即是应用行为分析法,而且应用行为分析法正是在Lovaas训练法基础之上逐渐发展起来的一套较完整的行为训练方法或操作系统。该方法基于各种行为治疗的原理和方法,但又有所发展和创新,并有一系列较为完整的、规范的操作系统、步骤和方法。该方法主要用于2岁以上孤独症患儿的教育训练。比较成熟的技术包括回合试验教学法、关键反应教学法、随机教学法等。现代ABA技术则逐渐融合其他技术以强调情感和人际的发展。回合试验教学法主要用于孤独症儿童缺陷能力的一对一教育训练,其基本操作由指令、反应和结果3个环节构成。在每一个教学回合实施时,都包括5个基本要素:指令、辅助、反应、强化、停顿。每个训练目标常常需要多次教学回合,患儿方能够掌握。开始时每周要进行35~40小时的强化训练。关键反应教学法与随机教学法则均强调利用并有意识地创造各种自然的沟通和学习的机会,争取患儿与教育者有自发性的互动,从而促进患儿交往、交流能力及认知的发展。比如,早上穿衣服,在穿衣服的关键步骤上扩展一对一情景下的教学技巧,比如颜色、方位的辨认,或者把孩子喜欢吃的东西故意放在他(她)能看见但又够不到的地方,鼓励孩子通过与他人沟通交流实现他(她)的欲求。在日常生活中有很多这样的机会,利用这些机会对患儿进行训练,会使患儿得到更多的训练和帮助。

自ABA应用于孤独症儿童的教育训练后,陆续有相应研究报道。2012年,Nienke Peters-Scheffer等对既往基于ABA的孤独症谱系障碍早期干预项目的疗效研究进行Meta分析,结果显示,基于ABA的早期干预项目可有效改善孤独症谱系障碍儿童的症状,促进孤独症谱系障碍儿童交往、交流、适应能力的发展,改善语言理解和言语表达,改善适应行为,提高生活技能,提高患儿的总智商和非言语商。目前,ABA已被广泛运用于世界各国及我国孤独症儿童的早期干预训练之中。

### 3.结构化教学

结构化教学是美国北卡罗来纳州立大学 E.Schopler 和 R.T.Raichler 等于 1972 年率先提出并推广使用的,它是基于孤独症患儿的认知特点、学习特点等而设计的一种教学方法。因孤独症患儿的视觉空间功能相对较强,视觉性学习往往优于听觉性学习;他们常常难以预想环境的变化,对环境因缺乏了解而难以适应;行动缺乏组织性、计划性等。因此,结构化教学的核心是充分发挥患儿的视觉优势,并以视觉作为教学的主导,通过视觉性学习帮助患儿克服以上问题,并有效地进行学习。为达到这些目的,该方法为患儿设立了一个具体、清晰的学习环境。这个环境包括以下事物:①有界限清晰、各不相同的活动空间,如教学区、游戏区、生活区等。②有用图片、照片或文字等表述的每天程序、每天中部分时间的程序、每周程序。这些程序有班级的,也有患儿自己的。通过这些程序使患儿理解将要发生什么、做什么、以怎样的顺序发生或做等。③有用图片、照片或文字表述的有系统、有秩序的工作程序和物品放置位置。④有个人工作学习系统:即用图片、绘画、文字等表述的患儿的学习任务、要求等,以使患儿能够独立地工作、学习。这些设置就像一个支持系统,不仅帮助患儿建立了常规,理解了周围环境和事物,还使他们能够独立地完成各级目标并实现一定迁移,还减少了他们对环境的混淆感,使其平静,减低了情绪行为问题的发生。因该方法有助于发展孤独症患儿学习的计划性、独立性、预见性,并可帮助患儿与环境协调、融合,稳定患儿情绪,因此,已被广泛地应用于孤独症儿童的教育训练之中。

### 4.图片交换沟通系统

图片交换沟通系统也是被广泛应用于孤独症儿童教育训练的一种方法。该方法通过训练孤独症患儿识别和使用图片来与他人进行交流和沟通。通过训练,患儿可以运用一个图片表达某一个愿望,也可以运用图片拼出一句话来表达需要和情感体验,还可以通过一个带有特定情境的复杂图片集来描述一个相关的事情或事件。该方法主要用于帮助语言发展非常落后、缺乏必要的替代补偿系统(比如眼神、手势、身体、声音等)、人际沟通非常困难的孤独症儿童,使他们能够运用一些方式与外界沟通交流。虽然该方法可以完全不用语言,但并不排斥语言的运用。患儿通过图片系统满足了他们的需要,分享了他们的情感和体验,会不断增加他们沟通的行为,进而增加他们沟通的欲望与动机,从而可能促进语言的发展。同时,该方法也强调患儿通过声音、手势或身体引起沟通对象的注意,然后以目光、手势或身体等引导沟通对象注意到他(她)所持的图片系统,通过指点、言语或身体等手段让沟通对象了解其所表达的沟通意图,因此,也促进了患儿非言语交流和交往能力的发展。

5.人际关系发展干预

人际关系发展干预是近几年使用日益广泛的一种孤独症儿童训练方法,由 Steven Gutstein 博士创立,其建立源于孤独症儿童存在心理理论能力的缺陷,难以理解他人的表情、情感及心理活动,不能和他人分享感觉和经验,从而导致人际关系发展的障碍。通常讲,人际关系发展需要以下 6 个方面的能力:①情感参照能力。即运用情感反馈系统,来理解他人主观体验的能力;②社会性调适能力。能够观察和调整自我的行为,以便能够参与自发的,包含合作、情感交流的社交活动;③运用陈述性语言的能力。能够运用语言和非语言的手段,表达好奇,邀请他人进行交互、分享体验和情感,并且能够融入交际行为中去;④灵活的思维方式。随着环境的改变,能够及时适应,改变策略和计划;⑤社交信息处理能力。能从更加宽泛的情境中获取信息,能够应对不是"绝对是对是错"的问题;⑥有预见和事后总结能力。能够回顾经验,预测未来可能的事态发展。具体来说,人际关系发展具有以下发展顺序:调谐(出生～6 个月);学习互动(6 个月～1 岁);即兴变化与共同创造(1～1.5 岁);分享外在世界(1.5～2.5 岁);发掘内在世界(2.5～4 岁);联结自己与他人(4 岁以后)。每一个阶段都有对应的主要发展领域。在具体使用该方法训练孤独症儿童时,应首先对患儿进行发展的评估,然后参照上述正常儿童人际关系发展的规律和顺序确定训练目标,训练目标依次为目光注视-社会参照-互动-协调-情感经验分享-享受友情。之后,应围绕训练目标,为孤独症儿童设计循序渐进、多样化、有趣的训练项目,活动可由父母或训练者主导,从而帮助患儿逐渐掌握训练目标,培养其人际交往所需能力,促进其人际关系的发展。

6.基于发展、个体差异和人际关系的训练模式

基于发展、个体差异和人际关系的训练模式,又称地板时光,是一种近十年来在孤独症儿童训练中日益广泛使用的训练方法。该方法由著名儿童精神病学家 Stanley Greenspan 创立,是一种系统的、以发展为取向、以家庭环境和人际互动为主的干预训练模式,即在家庭环境中,父母和儿童通过共同参与的创造性活动,以儿童独特的知觉和兴趣作引导,促进儿童情感体验的形成,提高儿童象征性的表达能力,促进儿童人际关系和智慧的发展。该方法培养 6 个基本能力:①对周围的环境、情境、声音等刺激能有效地表达自己的兴趣和感受,具备情绪体验和自我调节的能力;②与父母等重要他人在互动性的日常经验中体验到亲密感的能力;③与他人进行密切接触、相互影响的双向沟通能力;④丰富、复杂的

表情表达(动作或言语)能力;⑤通过想象和游戏产生观念的想象能力;⑥在各种不同观念之间建立联系的能力,即实构想和逻辑建构的能力,包括游戏活动的规划、话语的逻辑表达、情绪感受、个人意见的确切表达、形成周密的问题解决程序的能力。在训练过程中,上述6种基本心理能力可以浓缩为4个操作性的目标和相应的技术、策略,即建立亲密关系、形成双向沟通能力、学会象征性的意义表达、发展情感与观念相联系的逻辑智慧。在具体训练时,教师或家长应基于上述目标,根据患儿的活动和兴趣决定训练的具体内容。在训练中,父母或老师一方面配合孩子的活动,同时在训练中不断制造变化、惊喜、困难,引导孩子在自由愉快的时光中发展上述能力,改善患儿症状,促进患儿发展。

**(四)孤独症儿童训练举例**

**1.遵从指令的训练**

遵从指令是对孤独症患儿进行有效教育训练的基础,因此,在教育训练初期,对患儿进行遵从指令的训练非常重要。在进行该方面训练时,可利用非常简单的指令开始训练。例如,让患儿把积木放进盒里。刚开始时,患儿根本坐不住,对治疗者不理也不看,此时,要把他拉过来,并手把手地帮助他完成这个任务。当完成这个任务后,要马上给予他奖励,并让他玩一会。30秒后,叫他回来,重复这个任务,再次给予他奖励,并让他再去玩一会。30秒后,再次叫他回来,重复这个任务,并重复上述过程。在这些重复的过程中,训练者应逐渐减少对患儿完成把积木放进盒里这个任务的辅助。如此重复,在经过几十次的重复后,患儿将会理解这个指令,听从这个指令,并独立完成这个指令。在患儿能够很好完成这个指令后,应换用其他指令对患儿进行继续遵从指令的训练。刚开始对患儿进行遵从指令的训练时,因患儿常常哭闹、反抗,因此,无论是对患儿,还是对家长、训练者来说,都是一个相当困难的阶段。但是,只要坚持训练,几周之内,患儿会逐渐发现做这些事并不难,并从中体会到成功的快乐,此时,患儿也就逐渐能够遵从与他发育水平相适应的各种指令,并可开始对患儿进行多方面的教育训练。

**2.言语的训练**

言语训练是孤独症儿童教育训练中非常重要的一个方面。对于不同言语水平的患儿,言语训练的方法也各有不同。在此仅对无言语能力的孤独症患儿的言语训练进行简要的介绍。

对于无言语能力的孤独症患儿,言语的训练并不是直接从教患儿说话开始,因这些患儿常常缺乏各种言语发展所需要的最基本能力。因此,对于无言语的孤独症患儿,言语的训练应遵从以下步骤。①基本呼吸的训练:因很多无言语能力的孤独症患儿根本没有让气流从口腔通过的能力,因此,首先要帮助患儿学会由口吐气,学会控制说话时的气息。为达到该目的,可用吹蜡烛、吹纸片、吹乒乓球、吹泡泡、吹哨子等对患儿进行训练。②注意强化偶尔的发音:正常儿童的言语实际上也是在父母的不断强化下逐渐发展起来的。因此,对于孤独症患儿来说,强化偶尔的发音也非常重要。只有这样,才会使患儿对发音感兴趣,并尝试着发更多的音。③身体运动的模仿:身体运动模仿是患儿最终学会口唇运动和发音模仿的前提。因各种身体运动的模仿难度不同,而且模仿的最终目的是过渡到口唇及舌的动作的模仿,因此,应按照以下顺序进行训练:身体大运动的模仿、手臂动作的模仿、手的动作的模仿、手部和脸部配合的动作的模仿、脸部动作的模仿。在运动模仿的训练中,要注意适当的辅助和正性强化。④口唇动作及舌头动作的模仿:口唇动作及舌头动作的模仿是学习发音的最重要的基础,因此,可设计一些有趣的活动帮助患儿学会各种口唇动作和舌头动作,为进一步发音打好基础。⑤发音的模仿:在完成以上步骤后,患儿将具备模仿口唇动作、舌头动作和由口吐气的能力,此时,则可开始对患儿进行发音的训练。在诸多单音中,应首先训练患儿发简单易发的音,如"a""o""e"等音,然后再训练患儿发略微难发的音,如"i""u""妈"等音,然后再过渡到更难发音的训练。因训练患儿发音是一个非常枯燥的过程,因此,应设计各种有趣的游戏进行训练,并同时注意予以正性强化。

**3.行为治疗**

由于疾病本身的影响及各方面能力发展的缺陷,孤独症儿童常常存在各种情绪及行为方面的异常,如发脾气、自伤行为、攻击行为、刻板行为、自我刺激行为等。这些情绪及行为方面的异常不仅严重影响患儿的社会适应,也使教育训练更难以实施,因此,及时地予以干预非常重要。

行为治疗是改善患儿上述情绪行为异常的重要方法。对于情绪行为异常较轻者,仅用行为治疗即有可能获得较好疗效。对于情绪行为异常较重者,则应同时运用药物治疗和行为治疗。常用于孤独症儿童情绪行为异常的行为治疗方法包括正性强化法、负性强化法、隔离法、消退法、系统脱敏法等。应熟悉各种行为治疗方法的原理和具体操作方法,这样才有可能根据患儿的具体情况予以正确的选择。

在具体进行行为治疗时,要遵从以下步骤。

(1)确定目标行为:希望通过行为治疗予以改善和消除的行为。

（2）在开始治疗之前，向家长详细了解患儿的情况，并对患儿进行必要的评定，以获得充分的信息。①关于所要矫正行为的信息：什么情况下出现这些行为；出现时的具体表现；家长对这些行为的态度和反应；行为的后果是什么。②患儿其他各方面的信息：患儿的健康状况、交往水平、言语水平、智力水平。相同的问题发生于智力水平不同、言语水平不同的患儿时，所采用的行为治疗方法也有可能不同。

（3）行为功能分析及行为原因的确定：患儿的情绪行为异常可由多种原因所引起。例如，患儿的攻击行为可由以下原因所引起：不会交流，缺乏有效的方法控制环境，寻求注意，受到挫折，痛苦、焦虑，仪式或常规被打破。又如疼痛和其他躯体不适可能是一些刻板自伤行为的产生原因，一些小病（如皮炎、中耳炎）都有可能导致患儿出现一些刻板自伤行为。因此，详细地了解病史、对所要矫正的行为进行功能分析、必要的躯体检查等，以确定患儿行为出现的原因非常重要。

对所要矫正的行为进行行为功能分析，是确定患儿情绪行为异常产生原因的一个重要方法。一个行为的出现并不是孤立的，而是有其前因后果。行为功能分析的目的就在于通过对行为进行 ABC 分析（A：行为产生的前提；B：行为本身；C：行为的结果），来分析这些行为在什么情况下产生、具有怎样的功能、通过这些行为患儿得到了什么、是否能有其他有效的方法替代这个行为等，从而为正确地采用行为治疗方法矫正患儿的行为奠定基础。行为功能的评估可通过3种方法进行，即间接评估法（晤谈和问卷）、直接评估法和实验法。在晤谈中，应把重点放在行为的前提和结果上。在前提中，要重点询问何时、何地会出现这些行为、问题出现前发生了什么、问题发生时谁在场等。在结果中，要重点询问行为出现后又发生了什么、在场的人做了什么、孩子得到了什么、孩子免除或逃避了什么等。通过对前提和结果的分析，将会发现某种或某些特定的前提是引起情绪行为异常的原因，某种或某些独特的后果强化并维持这种情绪行为异常的存在，这些情绪行为异常具有它特定的功能，可能有其他有效的方法替代该行为等。在国外，有一些评定量表或问卷可以帮助医师确定孤独症患儿攻击、自伤等行为的可能功能。如在动机评定量表中，患儿的行为被确定具有以下 4 种功能：寻求注意、自我刺激、逃避或回避、需要帮助。但是，这 4 种功能并不能完全包括孤独症患儿情绪行为异常的所有可能功能。

研究表明，对于不同的孤独症患儿，这些情绪行为异常往往具有各种不同的功能，异常的情绪行为常常是孤独症患儿的一种重要的交流功能，而且有时可能是一个言语能力有限的孤独症患儿迅速、有效并可预期地控制周围环境的唯一方式。另有研究表明,孤独症患儿的攻击、自伤、刻板等行为主要具有以下6个方面的功能:①寻求帮助;②寻求注意;③逃避紧张的情景或活动;④得到想要东西;⑤对所讨厌的事件或活动表示不满或反对;⑥得到刺激。虽然如此,事实上分析孤独症患儿的行为功能并不是件容易的事情。约25%的患儿,并不能分析出他们的行为具有怎样的功能,有1/3的患儿,行为受到多种因素的影响。

通过详细的病史、行为功能分析、必要的躯体检查等确定孤独症患儿情绪行为异常的产生原因,不仅为正确地采用行为治疗方法缓解患儿的情绪行为异常奠定了基础,同时,也帮助照护者充分理解了患儿之所以如此,并非故意。从而改善了他人对患儿的态度,并使他人以更积极的态度帮助患儿改善情绪行为方面的异常。

(4)采用正确的方法改善目标行为:在分析了患儿的行为功能、确定了患儿的情绪行为异常原因后,则应根据患儿行为功能的不同、产生原因的不同,采用适当的方法对患儿的情绪行为异常进行矫正。

情绪行为异常是由躯体不适或躯体疾病引起:由于饥饿、困倦而哭闹,由于疼痛而自伤,则及时地给予患儿帮助、消除躯体不适、治愈躯体疾病非常重要。对于生理原因导致的哭闹、发脾气,父母应采取预防为主的策略,为此,应合理安排患儿的饮食起居,使患儿生活规律。当患儿困倦、饥饿时,要及时予以相应的帮助。对于躯体疾病所导致的哭闹、自伤,则应积极地治疗躯体疾病。当各种导致躯体不适的生理原因被消除,躯体疾病被改善,患儿的情绪行为异常也将逐渐消失。

情绪行为异常是为了寻求注意:如通过哭闹、自伤、攻击行为寻求他人的注意,则应根据患儿的具体情况进行相应的处理。①当患儿的自伤或攻击行为对自己或他人造成伤害时,则应立即采取有效的措施予以制止,同时还要采取一定的预防措施防止对患儿造成伤害,例如,为了防止撞墙对患儿头部造成伤害,可给患儿戴上安全帽。同时,还应予以一定的药物治疗,以便更快、更有效地控制患儿的自伤、攻击行为。②当患儿的情绪行为异常对自己、他人没有造成明显伤害时,则应采用消退法予以矫正。即当患儿出现哭闹、自伤或攻击行为时,不去注意他,无论这些行为持续多久。一旦患儿停止这些行为,则要立即关注他,并予以表扬。如果患儿在哭闹、自伤等后,并没有获得他所希望得到的关注,而当他停止哭闹、自伤等时却得到关注,患儿的哭闹、自伤、攻击等行为自然会逐渐减少。③对于用向他人吐口水来寻求注意的患儿,可采用消退法,但也可在患儿每次吐口水后,在他嘴里抹少许他不喜欢的味道,如辣醋,来矫正他的吐口水行为。

当反复如此做后,患儿将会把吐口水和令他不快的辣醋联系到一起,他的吐口水行为就可能逐渐减少。

存在各种各样的自我刺激行为:多表现为手指的扑动、怪异的跳动、独自傻笑、拍手、发怪音,甚至撞头。这些行为的产生没有特定的环境诱因,并让他人感到很奇怪,但对于患儿来说,却是患儿喜欢的一种消遣方式,是患儿在疾病和各种能力低下的背景下产生的一种自我愉悦的活动。在矫正这种行为时注意:①对于撞头等自我刺激行为,因患儿撞头的目的只是为了享受头撞墙时的那种刺激感,因此应首先消除这种行为之后的快感。如给患儿戴上安全帽,使患儿得不到他所希望得到的感受。②帮助患儿培养新的兴趣爱好,帮助患儿学会他人能够接受的、有意义的消遣娱乐活动。③尽可能用其他各种有意义的活动填充患儿的时间。④还可用一些具体的方法矫正患儿的自我刺激行为,如对于扑动手指的患儿,当他手指扑动时,让他把手放在桌子上,或学做一些手部的动作或游戏;对于大声尖叫的患儿,可在他每次发出大声时,在他的牙之间放一个缠好纱布的压舌板。当一个患儿各方面能力有所增强,能够主动进行一些有意义、他人可以接受的娱乐活动,并能够主动或在他人帮助下进行其他有意义的活动,而且每次自我刺激行为之后,都有一些令患儿感到不愉快的后果,患儿的自我刺激行为必将逐渐减少。

在此还需强调:在矫正患儿的自我刺激行为时,单纯地制止难以产生效果。如果不按上述方法进行矫正,患儿的一种自我刺激行为消失,另一种自我刺激行为又会出现。

以哭闹、攻击、自伤等方式表达其愿望和需求,对于这些患儿:①如果患儿的自伤、攻击行为对患儿或他人造成伤害,处理方法同寻求注意中有关内容。②如果患儿的哭闹、自伤、攻击等行为对患儿和他人并未造成伤害,则应运用消退法予以矫正。即当患儿出现这些行为时,不去理会他,无论这些行为持续多久。③最重要的是必须帮助患儿学会用另一种他人能够接受的方法表达自己的愿望和需求。帮助患儿学会何种方法,将取决于患儿的言语和认知水平。对于有言语的患儿,应尽力帮助患儿用他所能够达到的言语水平进行表达;对于无言语的患儿,除对患儿进行言语方面的训练外,还要帮助患儿学会以手势、信号、图片、书写文字等方式进行交流。在这几种方式中,用图片进行交流(即图片交流系统)是一种比较常用的交流方法,这种方法对认知、语言、记忆要求最低,患儿相对易于掌握,易于实施。但在使用这种方法时,不仅要有各种便于携带、随手可得的图片,还要帮助患儿能够主动地运用这些图片表达愿望,进行交流。④当患儿用哭闹等方法表达自己的愿望和要求时,不予以理会;当患儿用以上大家可以接受的方式表达自己的愿望和需求时,应及时地满足患儿的愿望和需求。当患儿学会用一些他人可以接受的方法表达自己的愿望和需求,并且发现这种新的方法能够迅速、有效地影响周围环境,使自己的愿望和需求得到满足时,患儿的哭闹、自伤、攻击等行为自然会逐渐减少。

因为要求未得到满足而出现哭闹、发脾气、自伤、攻击等现象,对于这种情况:①如果患儿的自伤、攻击行为对患儿或他人造成伤害,处理方法同寻求注意中有关内容;②如果患儿的情绪行为异常并没有对患儿或他人造成伤害,则应采取消退法予以矫正,即只要患儿出现上述行为,不要理会患儿。待患儿上述行为停止后,再去关注他,帮助他擦干眼泪,并对他停止哭闹予以称赞。运用消退法对患儿上述行为进行矫正时,刚开始患儿上述行为可能会更加严重,但只要坚持下去,患儿终将渐渐明白上述行为对达到目的并没有帮助,随之,患儿的上述行为就日趋减少了。

以发脾气、哭闹、攻击、自伤等方式逃避他所不喜欢的活动:对于这些患儿,想办法使患儿无法逃避这些活动并帮助患儿完成这些活动非常重要。如对于以上述方式逃避学习的患儿,应手把手地帮助他完成学习任务,并在他完成学习任务之后表扬他。刚开始,患儿的上述行为可能会更加严重,但只要老师有毅力坚持,即无论上述行为持续多久,老师都要手把手地帮助患儿完成他所厌恶的任务。一段时间后,患儿将会发现上述行为并不能使他逃避他所不喜欢的活动,上述行为也就日益地减少。

由于孤独症患儿在交往方面存在质的缺陷,因此很多患儿虽然有与他人交往的愿望,但却不会以正常的、他人能够接受的方式与他人交往,相反,他们可能会以某些看似招惹人或攻击人的方式与他人交往,如拍打小朋友、拽别的小朋友的头发等。对于这些行为,仅仅告诉患儿这样做不对是远远不够的,简单的制止往往也难以起到作用,单纯使用漠视法效果也常常不理想,因此,努力加强患儿交往技能的训练最为重要和关键。当患儿逐渐学会以适当的方式与他人进行交往后,这些不适当的行为自然会逐渐消失。

以上较为详细地介绍了孤独症患儿常见的情绪行为异常的矫正方法。除以上问题外,孤独症患儿还常常会出现多动、偏食、过分依恋某一物品等现象,这些行为也都可以通过适当的行为治疗予以改善。

### 4.家庭指导和支持

与其他障碍儿童的家庭比,孤独症患儿的家庭存在着更多的危机。这些危机来自患儿疾病给家长带来的痛苦、烦恼、自责和对未来的无望;来自家长对患儿疾病的无奈,面对幼小的患儿,他们常常不知道该如何对待患儿,如何帮助患儿;来自父母间对患儿疾病、治疗、是否入托、是否上学、是否要第二个孩子等一系列问题的分歧。因此,及时地给予孤独症患儿家庭各方面的指导和支持非常重要。为此,应加强以下几方面工作:①家长的心理咨询、指导和支持。通过该方面工作使家长能够尽可能地面对现实,接受现实,保持情绪的稳定,以积极的心态去面对生活。孤独症康复协会是一种能够给患儿和家长提供帮助的民间组织,通过家长间的相互支持,对家长保持良好的心态也起了非常积极的作用。②疾病知识的教育。通过该方面的工作,使家长能够尽可能地了解该障碍,从而使家长对患儿的疾病有一个相对客观的认识,对患儿的预后有一个相对现实的期望,对患儿所需的医疗、教育训练等方面的帮助有较为充分的了解,并能够正确地寻求各种资源对患儿进行治疗和训练。③教育训练等方面的指导。因孤独症患儿的教育训练要渗透到患儿生活的每一天、每一个场合,因此,无论家庭是否有条件把患儿送到康复机构去训练,在家庭中对患儿进行训练都非常重要,尤其在我国目前康复机构很少、远远不能满足孤独症患儿需要的情况下。医师要通过各种方式给家长教育训练方面的指导,如通过书籍、培训班等方式帮助家长了解孩子发育的特点,掌握照管、教育训练患儿的方法及行为矫正的基本方法,从而使家长能够很好地与医师配合,并在家庭中对患儿进行行为矫正和教育训练。

5.感觉统合训练

孤独症儿童常常存在感觉方面的异常和感觉统合的失调,如痛觉迟钝、触觉过敏、听觉过敏、前庭功能失调等。而对外界环境和自身状态的正确感知和对不同感觉的良好整合是儿童高级认知活动和良好学习能力的基础,因此,对孤独症患儿进行感觉统合方面的训练非常重要。感觉统合训练不仅可改善孤独症患儿感觉方面的异常和感觉统合的失调,还可减少患儿的过度活动,提高患儿对周围环境的兴趣,增强注意力,并促进患儿言语、社会交往能力的发展。

6.听觉统合训练

听觉统合训练(auditory integration training, AIT)是由法国医师 G.Berard 发明,用于因听觉问题引起的一些疾病的治疗和康复的一种方法。它是通过让受试者聆听经过调制的音乐,来矫正听觉系统对声音处理的失调,并刺激脑部活动,从而达到改善语言障碍、交往障碍、情绪失调和行为紊乱的目的。

孤独症患儿的听觉系统存在功能失调。虽然该方面研究报道并不多,但较为一致的报道为孤独症患儿存在听觉过敏现象。1964年,Rim Land报道40%的孤独症儿童存在听觉过敏现象。存在听觉过敏的患儿常常表现为捂耳,听到环境中某些声音烦躁、哭泣、发脾气、摔东西,躲避某些声音,畏缩,因为噪声的缘故制造噪音等。此外,孤独症患儿还对某些声音无反应、听觉处理过程也缓慢等。由于听觉系统功能的失调,孤独症患儿对周围事物可能产生歪曲的感知,从而影响患儿的言语发育,并造成一定的情绪行为异常。目前为止,听觉过敏的原因尚不明确,可能与内耳或脑干的损伤、药物不良反应、镁的缺乏有关。既往曾用耳塞、耳保护装置、补镁等方法予以治疗,现在可采用AIT予以治疗。

AIT之所以可以起到治疗和康复的作用,其原理到目前尚不清楚,可能与以下机制有关:①滤去过度敏感的频率,减少了内耳和(或)大脑中某些区域的敏感性,使大脑听觉皮层重新组织,减轻了对过度敏感频率的超敏,促进了对其他频率的知觉,减少对听觉信号的歪曲。②侧枝抑制:过度敏感频率的刺激会兴奋内耳或大脑某些部位的神经元,而对相邻的感受其他频率的神经元产生抑制。因此,过滤掉过度敏感的频率,感受其他频率的神经元不再被抑制,并被兴奋,而感受过度敏感频率的神经元被抑制,对声音的过度敏感现象将会消失。③改善中耳肌肉张力的不足,使中耳功能保持正常,使声音有效地传导。④使鼓膜张肌和镫骨肌共同很好地工作,完成听觉反射。⑤使受训者容易转移注意力,并更清楚地感受声音,从而更好地学习声音与行为、物体及事件的关系。⑥一个受训者治疗前后的检查结果对比发现:治疗后大脑活动正常化,额叶高代谢减轻,枕叶活动增强。⑦动物实验表明治疗前后脑组织出现5-羟色胺、去甲肾上腺素、多巴胺、β-内啡肽水平的变化。

AIT已被用于孤独症、精神发育迟滞、言语及语言发育迟缓、阅读障碍、多动症、情绪障碍的治疗。但如果患儿的年龄<4岁,或存在中耳充血及发炎、戴助听器、高频耳聋等现象,则不宜进行该治疗。治疗之前应首先对患儿进行纯音听阈测定,以发现患儿有无听觉过敏现象。治疗时,每次30分钟,20次为1个疗程,逐渐增加音量,并根据纯音听阈测定结果决定是否过滤某些频率。

AIT治疗儿童孤独症疗效如何,目前还未完全确定。有部分研究报道认为该治疗并不能有效改善儿童孤独症症状。但也有研究(包括双盲对照研究)报道该治疗对儿童孤独症有效,可改善患儿的言语、交往、情绪及行为异常,经过治疗后,患儿对听觉刺激注意增强,言语理解能力增强,句子长度增加,交流兴趣增加,目光接触增加,适当的社交行为增加,发脾气减少,刻板行为、自我刺激行为、冲动行为、攻击行为减少等。除此之外,患儿对日常信息的记忆也增强,注意力也得到改善,对声音的过敏现象减轻。虽然 AIT 具有以上疗效,但对于每个接受治疗的患儿来说,改善的方面、程度将可能有所不同。AIT 并没有长期的不良反应,但部分患儿确实出现一些短期的、一过性的不良反应,包括兴奋、烦躁、易哭、自语及重复言语增加、刻板动作增加、睡眠减少、疲劳、食量减少、捂耳增加等。这些不良反应在治疗过程中或治疗后,将会逐渐消失。

# 参 考 文 献

[1] 颜丽霞,姚家会,何学坤.儿科临床实践[M].长春:吉林科学技术出版社,2020.

[2] 赵静.现代儿科疾病治疗与预防[M].开封:河南大学出版社,2020.

[3] 王燕.临床用药与儿科疾病诊疗[M].长春:吉林科学技术出版社,2020.

[4] 李倩.临床儿科常见病诊疗精要[M].北京:中国纺织出版社,2020.

[5] 郝德华.儿科常见病诊疗[M].长春:吉林科学技术出版社,2019.

[6] 杨卫.儿科常见病诊治[M].长春:吉林科学技术出版社,2019.

[7] 刘小虎.现代儿科疾病诊治[M].长春:吉林科学技术出版社,2019.

[8] 杨京华.儿科[M].北京:科学技术文献出版社,2020.

[9] 王立香.儿科学理论与实践[M].长春:吉林科学技术出版社,2020.

[10] 吴捷.实用基层儿科手册[M].北京:科学技术文献出版社,2020.

[11] 郝菊美.现代儿科疾病诊疗[M].沈阳:沈阳出版社,2020.

[12] 高玉.临床儿科疾病诊治[M].北京:科学技术文献出版社,2019.

[13] 宫化芬.现代儿科诊疗实践[M].长春:吉林科学技术出版社,2019.

[14] 汪受传.审思儿科求新[M].北京:中国中医药出版社,2020.

[15] 徐灵敏.儿科急诊急症解惑[M].上海:上海科学技术教育出版社,2020.

[16] 徐桂芳.实用儿科诊疗方案[M].长春:吉林科学技术出版社,2020.

[17] 周瑛瑛.现代儿科规范治疗[M].长春:吉林科学技术出版社,2019.

[18] 凌春雨.儿科疾病应用与进展[M].天津:天津科学技术出版社,2020.

[19] 殷丽红.实用临床儿科治疗学[M].长春:吉林科学技术出版社,2019.

[20] 万忆春.实用儿科疾病诊疗精要[M].长春:吉林科学技术出版社,2019.

[21] 汪受传.审思儿科医案[M].北京:中国中医药出版社,2020.

[22] 张淼.儿科疾病治疗与保健[M].南昌:江西科学技术出版社,2020.

[23] 戚晓红.实用儿科疾病诊治[M].上海:上海交通大学出版社,2020.

[24] 周春清.儿科疾病救治与保健[M].南昌:江西科学技术出版社,2020.

[25] 王健.新编临床儿科诊疗精粹[M].上海:上海交通大学出版社,2020.

[26] 孙广斐.现代儿科疾病救治方案[M].沈阳:沈阳出版社,2020.

[27] 刘峰.现代儿科疾病诊疗学[M].长春:吉林科学技术出版社,2019.

[28] 张学会.临床儿科疾病诊疗实践[M].北京:科学技术文献出版社,2020.

[29] 宁君.儿科疾病诊断与治疗策略[M].北京:科学技术文献出版社,2020.

[30] 王亚林.儿科疾病诊治新进展[M].天津:天津科学技术出版社,2020.

[31] 杨作成.儿科疑难疾病病例分析[M].长沙:湖南科学技术出版社,2020.

[32] 周嘉云.实用儿科疾病诊断与治疗[M].北京:科学技术文献出版社,2020.

[33] 崔文成,刘清贞,张若维.中医儿科薪火传承辑要[M].济南:山东科学技术出版社,2019.

[34] 刘丽.儿科诊疗技术与临床应用[M].北京:科学技术文献出版社,2020.

[35] 孙荣荣.临床儿科诊疗进展[M].青岛:中国海洋大学出版社,2019.

[36] 梁淑虹.儿科药物的合理应用及不良反应[J].医药界,2020,(10):0032-0034.

[37] 崔立新.基层医院儿科误诊实例分析[J].医学理论与实践,2020,33(6):968-969.

[38] 云瑞芬,李瑞凤.儿童上消化道异物诊治研究进展[J].临床医药文献杂志,2020,7(6):5-8.

[39] 马骥,马苏亚.经颅多普勒超声在新生儿缺氧缺血性脑病诊治中的应用进展[J].现代实用医学,2020,32(11):1308-1310.

[40] 赵惠君.早产儿贫血诊治研究进展[J].世界临床药物,2020,41(3):155-159.